GRUNDLAGEN
ÄRZTLICHER BETRACHTUNG

EINFÜHRUNG IN BEGRIFFLICHE UND KONSTITUTIONS-
PATHOLOGISCHE FRAGEN DER KLINIK
FÜR STUDIERENDE UND ÄRZTE

VON

Dr. LOUIS R. GROTE

PRIVATDOZENT, OBERARZT DER MEDIZINISCHEN
UNIVERSITÄTSKLINIK IN HALLE A. S.

MIT 2 TEXTABBILDUNGEN

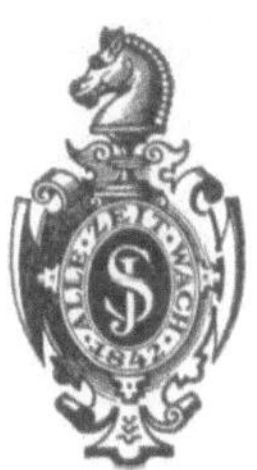

Springer-Verlag Berlin Heidelberg GmbH
1921

Inhaltsverzeichnis.

ISBN 978-3-662-32115-7   ISBN 978-3-662-32942-9 (eBook)
DOI 10.1007/978-3-662-32942-9

Softcover reprint of the hardcover 1st edition 1921

I. Der Begriff der Krankheit.

Das Studium der Medizin zerfällt in zwei große Abschnitte, in einen vorbereitenden allgemeinen Teil, der sich mit deskriptiver Naturwissenschaft befaßt und in einen besonderen Teil, der die Anwendung der naturwissenschaftlichen Erkenntnis auf das Gebiet der Krankheitslehre des Menschen zum Inhalte hat — die Heilkunde im engeren Sinne.

Derjenige Begriffsinhalt, der dem zweiten Hauptteile sein charakteristisches Gepräge gibt, der diesen Zweig der biologischen Wissenschaften von allen anderen scharf unterscheidet, fließende Übergänge ohne weiteres nicht zuzulassen scheint, ist der der Krankheit, des Krankseins. Die beschreibende Naturwissenschaft, die Zoologie, Botanik, Anatomie, Physiologie vermeidet es, diesen Begriff in ihr Erkenntnisbereich aufzunehmen, da er über diejenige begriffliche Grenze hinausweist, die die deskriptiven Wissenschaften mit Bewußtsein innehalten und auch innehalten müssen, die Grenze, durch die die „Normalität" eines Organismus oder eines biologischen Vorganges umschrieben ist. Die normale Anatomie wird der pathologischen, die normale Physiologie einer pathologischen Physiologie gegenübergestellt. Doch ist dieser Gegensatz kein grundsätzlicher, sondern mehr aus dikaktischen Gründen notwendig. Es sind nicht entgegengesetzte Welten, zwischen denen eine Brücke nicht geschlagen werden kann, der krankhafte Zustand eines Organismus kann dem normalen oder gesunden Zustande nicht als abnormal in dem Sinne gegenübergestellt werden, daß er „außerhalb der Normen" stehe. Die gleichen „Normen", die gleichen Naturgesetze, die gleichen Triebkräfte, die den Ablauf vitaler Vorgänge in der Gesundheit beherrschen, walten auch im Kranken. In diesem Sinne fällt die Betrachtung und Erforschung der Krankheiten nicht aus dem großen Gebiet der Biologie heraus, vielmehr bildet sie einen integrierenden Sonderteil, eine notwendige und für die Erkenntnis oft fruchtbare Ergänzung der allgemeinen Lebensforschung.

Früheren Jahrhunderten war diese Einheit aller Lebenserscheinungen nicht so selbstverständlich wie sie uns heute erscheint. Beherrschte doch die Vorstellung, daß die Krankheit als ein gewissermaßen selbständig außerhalb des menschlichen Körpers Existierendes von außen den Menschen anflog, ihn von einem Leiden „besessen" machte, die Köpfe der antiken und mittelalterlichen Medizin. Der Begriff der Krankheit als Dämon bei den primitiven Völkern findet sich in gewissem Sinne rationalisiert und zu begrifflicher Klarheit fortgebildet in der Philosophie Platons wieder, die ihr eine zweifelsfreie Autonomie zuschreibt. Eine Autonomie, durch welche ihr Charakter als etwas außerhalb des menschlichen Körpers Existierendes, dem Menschen nur vorübergehend Anhaftendes, klar umschrieben wird. Nur der Mangel an folgerichtigen und unvoreingenommenen naturwissenschaftlichen Methoden läßt es begreifen, daß diese Ideen den Vorstellungskreis des Hippokrates überdauern und überwuchern konnten. Die hippokratischen Erkenntnisse halten sich mit einem schlechthin bewunderungswürdigen Kritizismus von aller mystischen Einkleidung fern und zeigen, wie auch mit den allerprimitivsten Mitteln, lediglich durch folgerichtige Anwendung von Sinneseindrücken ein Wissen vom kranken Menschen geschaffen werden konnte, dessen methodisches Vorgehen auch unsere jetzige Naturwissenschaft auszeichnet. Lange Jahrhunderte nach Hippokrates blieb durch die Überlieferung sein Name zwar bekannt, seine Methode aber vergessen und mißverstanden. Der Heilkunde des Mittelalters war nichts so fern als naturwissenschaftliche Methoden — Dogmatismus und Mystik beherrschten sie. Wunderglaube und bewußte Scharlatanerie sind die immer wieder nachweisbaren praktischen Antriebe gewesen. Einzelne geniale Köpfe, wie im besonderen der erst von viel späteren Zeiten anerkannte Paracelsus von Hohenheim, haben intuitiv das gefühlt, was der mittelalterlichen Medizin fehlte, und haben dann diejenige naturwissenschaftliche Methodik geschaffen und gefördert, die im letzten Jahrhundert die Medizin zu ihrer Blüte brachte: das Experiment. Hohenheims Beantwortung der Frage nach der Zusammensetzung der lebenden Substanz durch den Hinweis auf die bei ihrer Verbrennung entstehenden Produkte, die er allerdings dem Bildungsstande seiner Zeit gemäß weder richtig benennen, noch richtig deuten konnte, zeigt bei aller Primitivität die Grundzüge der späteren chemischen Analyse. Hohenheim ist keineswegs der Wunderdoktor und Quacksalber, als den ihn kulturhistorische Abhandlungen manchmal hingestellt haben. Seine intuitiv erfaßte Methodik des Naturerkennens setzte sich bis in alle Einzelheiten in einen so großen Gegensatz zu dem herrschenden traditionellen Dogmatismus, der ein Hinausgehen über des Polyhistors Galen kompilatorische Werke als eine Sünde wider den heiligen Geist ansah, daß ein anderer Erfolg als Mißverständnis, Neid und Haß gar nicht hätte eintreten können. Die Heilkunde konnte sich nicht selbständig entwickeln. Erst der langsame Aufbau der Naturwissenschaften, den die folgenden Jahrhunderte ins Werk setzten, ermöglichten ihr das Nachfolgen. Die wissenschaftlich gestützte Heilkunde ist so jung wie die vorurteilslose Methodik der Biologie im weitesten Sinne überhaupt, die Heilkunde als Kunst ist so alt wie die Menschheit. Es ist kein Zweifel, daß es in jedem Zeitalter große Ärzte gegeben hat, aber das spezifisch Ärztliche deckt sich nicht nur mit dem, was die biologische Medizin von heute als reine Erkenntnis voraussetzen muß.

Die Vorstellungen des Pathologischen als eines zweiten Reiches sind überwunden, eine „ontologische" Krankheitsauffassung, die noch Virchow scharf bekämpfen mußte, hat heute keine Geltung. Mögen auch noch so viele Tatsachen der Pathologie auf den ersten Blick den vom Normalen her gekannten Verhältnissen zu widersprechen scheinen, so steht die grundsätzliche Einheit aller dieser Dinge fest, ihre Erforschung erfolgt nach denselben Voraussetzungen und Verfahrungsweisen, die die beschreibende Naturwissenschaft kennen und anwenden gelehrt hat.

Wenn wir hiermit die allgemein verbindenden Grundgesetze jedes biologischen Geschehens betont haben, so fordert die Beantwortung der Frage nach dem besonderen Inhalt der pathologischen Teilwissenschaft eine genauere Betrachtung.

Gesundheit und Krankheit sind zwei Zustände, die nur am lebenden Objekt gefunden werden. Am toten Stoffe entbehren diese Begriffe des Sinnes. Das Erkrankenkönnen ist eine kardinale Eigenschaft des lebendigen Organismus. Es fragt sich, ob diese Eigenschaft aus dem Begriff des lebenden Organismus erklärt und abgeleitet werden kann.

Die Naturwissenschaft ist nicht imstande eine Erklärung des Begriffs der lebenden Substanz zu geben, eine Erklärung wenigstens in dem Sinne, daß die Lebenserscheinungen aus ihnen übergeordneten Kräften mit Notwendigkeit begriffen werden könnten. Möglich ist nur eine „funktionelle Definition" im Sinne von Wilhelm Roux[1]), die uns eine beschreibende Abgrenzung des Lebenden vom Toten ermöglicht, aber über diese Abgrenzung hinaus nirgends die logische Wertigkeit einer Erklärung erreicht. Die lebende Substanz kennzeichnet sich danach durch einen eigenen Stoffwechsel, der in der Aufnahme neuer Substanzen aus der Umgebung, in dem Verbrauch und der Umwandlung von zu seinem Aufbau und seiner Funktion geeigneten und nötigen Material und in der Ausscheidung von unbrauchbaren Schlacken besteht. Alle Lebewesen haben ferner, wenigstens zeitweise, das Vermögen, ihre ganze spezifische Leibessubstanz zu vermehren, also das Vermögen des spezifischen Massenwachstums. Ferner ist allen Lebewesen, wenigstens zeitweise, das Vermögen der aktiven Bewegung, sei es als Reflexbewegung auf äußeren Anlaß hin oder als automatische Bewegung, eigen. Weiter kommt hinzu, die Vermehrung der Zahl der Lebewesen und die Erhaltung ihrer besonderen Eigenart, welch letzteren Vorgang wir mit dem Ausdruck der Vererbung zu bezeichnen pflegen. Abgesehen von den allerniedrigsten Lebewesen kommt allen anderen noch das Vermögen der Entwicklung von einem verhältnismäßig einfach erscheinenden Ausgangs-

---

[1]) Vgl. Wilhelm Roux: Das Wesen des Lebens, in „Die Kultur der Gegenwart", 4. Abt., Bd. I, Allgemeine Biologie, S. 173—187.

stadium bis zu bestimmter oft sehr komplizierter Gestaltung zu. Diese Elementarfunktionen (Roux) charakterisieren den Unterschied des organischen vom anorganischen. Zwei Dinge sind noch wesentlich: Alle diejenigen Faktoren im Organismus, die die eben genannten Funktionen in ihrer Qualität bestimmen (Determinationsfaktoren) sind in den Lebewesen enthalten. Sie sind der Art der Organismen entsprechend jeweils andere. Zum Vollführen einer Tätigkeit sind freilich noch äußere Umstände erforderlich (Realisationsfaktoren), die aber einen viel allgemeineren Charakter haben und für viele Lebewesen dieselben sind: Wasser, Nahrung, Wärme, Kälte, Licht usw. Diese Tatsache, daß nicht das Geschehen überhaupt, sondern die Art der vitalen Funktion von innen heraus bestimmt wird, bezeichnet Roux als Autoergie (Selbsttätigkeit) der Lebewesen. Hierdurch gewinnt das einzelne Lebewesen eine qualitativ bestimmbare Unabhängigkeit von seiner Umgebung, die Autoergie verleiht ihm ein eigenes Selbst, die Grundlage des Wesens der Persönlichkeit. Selbstregulationsfähigkeit, die den Bedürfnissen der Nahrungsfrage und allen sonstigen äußeren und inneren Beeinflussungen entgegenkommt, die die Anpassungsfähigkeit (funktionell und morphologisch) im weitesten Sinne umfaßt, vervollständigt dies Bild der grundlegenden Funktionen lebender Substanz.

Und dennoch ist dies alles keine Erklärung im logischen Sinne. Die Naturwissenschaft gelangt hier an eine Erkenntnisgrenze, wo das Gebiet der Hypothese und der Spekulation beginnt. Frühere Jahrhunderte haben als übergeordnetes Prinzip eine zwecksetzende Kraft als allen Teilen belebter Natur innewohnend vorausgesetzt und gefordert, eine Anschauung, die sich an die Lehre der Entelechie des Aristoteles anschloß. Das nicht wegzuleugnende Gefühl der erkenntnismäßigen Begrenztheit der Naturwissenschaft und die daraus entspringende Unbefriedigung des menschlichen Kausalbedürfnisses hat es auch heute dazu gebracht, daß eine nicht kleine Anzahl von Forschern, die aristotelischen Ideen in mehr oder weniger veränderter Form weiter spinnt. Die Vorstellungen, die der neovitalistischen Schule, wie sie etwa durch Bunge, Driesch, Reinke u. v. a. vertreten werden, zugrunde liegen, haben zu innerst keine andere Tendenz als die, die Einengung, die die rein empirische, rein induktiv vorgehende Naturwissenschaft dem menschlichen Erkenntnishunger auferlegt, durch Hypothesen zu durchbrechen, die wohl als zutreffend geglaubt, aber kaum als existent bewiesen werden können. Das Postulat einer „Lebenskraft" oder einer „prospektiven Potenz der Teile" ist letzten Endes nichts als derselbe rhetorische Kunstgriff, den schon vor Jahren Du Bois-Reymond als der Vorstellung jeglichen Kraftbegriffs zugrundeliegend erweisen konnte. Jede Kraftvorstellung ist eine personifikative Fiktion im Sinne Vaihingers[1]) die das gesetzmäßig-abhängige im Zusammenhang zweier Dinge oder Vorgänge,

---

[1]) **Hans Vaihinger:** Die Philosophie des Als Ob. 4. Aufl., 1920, S. 50 ff.

die an sich real sind, durch eine irreale, unvorstellbare Bewirkung
von außen her vor sich gehen läßt. Es handelt sich letzten Endes
um einen abkürzenden sprachlichen Ausdruck, in dem die Vorgänge
zusammengefaßt und dadurch scheinbar erklärt werden. Auch alle
speziellen „Kräfte" gehören hierher. Die Existenz einer „Schwerkraft",
„Adhäsionskraft", „magnetischen Kraft" usw. ist an sich fiktional, diese
Art sprachlicher Ausdrücke umschreiben und umgreifen gewissermaßen
nur die tatsächlichen Vorgänge ohne ihnen irgendeinen neuen Erkenntnisinhalt hinzuzufügen.

Wir wollen an dieser Stelle nicht in eine erschöpfende Bespre-
chung dieser Dinge eintreten und nur folgendes festhalten: Der Tatsachengehalt der Naturwissenschaft wird durch diese Fragen des
Standpunktes der Betrachtung in keiner Weise eingeengt oder erweitert. Der Idealist im Sinne von Bunge oder der Konditionalist
im Sinne Verworns arbeiten praktisch mit den gleichen Dingen und
den gleichen Methoden. Die Differenz beginnt erst bei dem Versuch
der theoretischen Deutung, die für den Einen nur in angenommenen
Kräften, die jenseits der pragmatischen Chemie und Physik liegen,
gesucht werden kann, während der Andere eine Unterordnung unter
die durch diese Wissenschaften bislang erkannten oder durch deren
konsequente Weiterbildung noch erkennbaren gesetzmäßigen Relationen
für erwiesen hält. Hierbei würden sich dann lebende und tote Dinge
etwa nur durch die größere Kompliziertheit der ersteren unterscheiden.

Faßbar bleibt schließlich nur der Tatsachengehalt der funktionellen
Definition der lebenden Substanz, die auf der Erforschung der chemischen und physikalischen Struktur aufgebaut ist. Es muß gesagt
werden, daß durch die bisher auf diesem Wege erworbene Kenntnis
nach keiner Richtung hin ein Beweis erbracht worden ist, daß in der
Funktion der lebenden Substanz andere Naturgesetze Geltung haben
als wir ihnen in der unbelebten Natur begegnen. Wenn auch andererseits die mechanistische Forschung nicht beweisen kann, daß „über-
mechanische" Einwirkungen irrationaler Natur, die sich unserem
Begreifen a priori entziehen müßten, sicher nicht vorhanden sind.
Umstrittenes Grenzgebiet stellen begreiflicherweise die psychischen
Phänomene dar. An keiner Stelle der Physiologie häufen sich die
Schwierigkeiten für unser Verständnis der zellulären Vorgänge so wie
hier. Die Umsetzung chemischer oder physikalischer Energie in ge-
dankliche Leistung ist zurzeit noch, mangels der Kenntnis irgend einer
Übergangsphase der einen in die andere, vollkommen dunkel. „Meta-
psychische" Erscheinungen, wie sie etwa die Phänomene der Telepathie
und verwandter Vorgänge (Okkultismus) darstellen, verwirren die Dinge
nur noch mehr. Es ist nicht wunderbar, daß die Wissenschaft vor
diesen Gebieten mit einer gewissen Scheu haltmacht. Die Methoden
der Schulpsychologie reichen jetzt nicht einmal zu einer bloßen Registrie-
rung und einwandfreien Beobachtung aus — wie viel weniger sind sie
in der Lage einen Anhalt zum Begreifen zu geben! Ob hier noch der
zu erwartende Fortschritt der Physik späterhin diese Probleme uns

für eine methodische Forschung zugänglich machen wird, ist eine müßige Frage. Zurzeit ist jedenfalls gar kein Urteil möglich. Aber weder auf diesem abgelegenem Gebiet noch überhaupt in der Erkenntnis anderer naturwissenschaftlicher Fragen fördert uns die vitalistische Annahme. Als intuitiv konzipierte Weltanschauung ist sie natürlich berechtigt, als Arbeitshypothese nutzt sie uns nichts. Es ist deshalb mehr oder weniger Gefühlssache und nicht eine Frage der Wissenschaft, ob man vitalistischen Vorstellungen über die Erfahrung hinaus Raum geben will.

Versuchen wir das Leben des Organismus zunächst rein äußerlich oder formal von einem mechanistischen Standpunkt aus zu erfassen, so ergibt sich die wichtige Erkenntnis, daß in der lebenden Zelle nichts Stabiles gefunden wird, daß ein Zustand im nächsten Zeitmoment von einem anderen Zustand abgelöst wird, daß ein im Augenblick erreichtes Gleichgewicht zwischen den zellmolekularen „Kräften" im nächsten Augenblick zugunsten eines anderen Gleichgewichtes wieder aufgehoben wird — es ergibt sich, daß das Leben ein Ablauf ist, ein Fortschreitendes, eine unendliche Folge mannigfaltiger zellmolekularer Verbindungen und Lösungen, daher denn auch eine „statische" Definition des Lebens, als Abgrenzung eines Zustandes, nicht möglich ist. In formal sehr prägnanter Weise, faßt K r a u s[1]) dies Geschehen als eine „Vitalreihe": „. . . insofern die Eizelle durch den Befruchtungsvorgang aus dem chemischen und Formgleichgewicht gebracht wird und, beständig durch Reize beeinflußt, in der Entwicklungsarbeit auf dem Wege über das Individuum zum Eizellenstadium zurückkehrt." Die individuelle Erscheinungsform eines Lebewesens ist ein kleinster Teilausschnitt aus dem ganzen Vorgang auf unserer Erdoberfläche, der den in sich lückenlos zusammenhängenden, kontinuierlichen Vorgang des Lebens überhaupt darstellt. Zwischen der Amöbe und dem Menschen besteht in diesem Sinne keine qualitative Kluft oder ein Gegensatz: alle Lebewesen sind gewissermaßen nur räumlich modifizierte und gruppierte Anhäufungen lebender Substanz, an denen sich die immanente Zeitlichkeit und Artqualität in typischer Weise auswirkt.

In ganz großen Umrissen betrachtet, läßt sich aus dem regelmäßig, für einzelne Funktionen periodisch sich abspielenden Ablauf der biologischen Vorgänge eine „Normalität" ableiten, die auf qualitativen, quantitativen und zeitlichen Veränderungen der lebenden Substanz sich gründet. Auf diesem Normalitätsbegriff basiert jegliche beschreibende Naturwissenschaft. Man kann sagen, daß z. B. die Lebensdauer einer bestimmten Art von Organismen normalerweise so und so lange währt, daß diese Art bestimmte funktionelle Lebensäußerungen während dieser Zeit erkennen läßt. Voraussetzung für die Regelmäßigkeit und Periodizität der Funktionsabläufe im Organismus ist

---

[1]) F. K r a u s: Die allgemeine und spezielle Pathologie der Person. Leipzig 1919. S. 17.

ein ebenso in relativ groben Umrissen festgelegter anatomischer Aufbau des Körpers und der Einzelstruktur der Zellen. Diese Normalität verdichtet sich begrifflich zum „Typus“. Der Typus einer Art ist, deduktiv ermittelt, fraglos die immer wiederkehrende, in sich konstante Summe der Arteigenschaften. Sie realisiert sich aber nur, genau genommen, in ihren Abweichungen von der „typischen“ Konstellation. Der Typus ist nur die Vorstellung von der relativ häufigsten Konstellation der Arteigenschaften, in seiner vollkommenen Reinheit verwirklicht findet er sich selten oder nie.

Eine genauere Betrachtung der Dinge zeigt nämlich, daß innerhalb des Formenkreises, den wir mit dem Begriff der zoologischen und botanischen Art umschreiben, der also eine große Zahl von Individuen mit anatomisch und funktionell möglichst gleichem Körperbau umfaßt, die sich besonders dadurch als einheitliche „Art“ charakterisieren, daß sie immer auch gleichförmige Nachkommen hervorbringen, eine solche bindende und allgemein gültige Normalität nicht existiert. Der Begriff der Art ist, wie so viele andere naturwissenschaftliche Begriffe, nur ein Abstraktum, eine Fiktion. Einen realen Existenzwert hat die Art nicht. Das gilt ganz unabhängig davon, daß in der neueren Naturwissenschaft Bestrebungen bestehen, den alten Linnéschen Artbegriff in eine Anzahl Unterarten (Elementararten, Mendelsche Arten usw.) aufzulösen. Eine reale Existenz besitzen nur die Individuen einer Art und jedes Individuum unterscheidet sich von einem anderen in irgendeiner qualitativen, quantitativen oder zeitlichen Beziehung. Die Individuen unterscheiden sich durch ihre „Konstitution“, ein Begriff, den wir später noch eingehend besprechen müssen.

Die Tatsache, daß ein gesundes Individuum mit einem anderen gleichfalls gesunden Individuum in sehr vielen Beziehungen nicht übereinzustimmen braucht, gibt dem üblichen Normalitätsbegriff ebensowohl den Charakter des Idealen als des Imaginären. Eine reale Normalität werden wir nicht außerhalb des Einzelwesens selber suchen dürfen.

Der übliche Normalitätsbegriff setzt sich augenscheinlich in einen gewissen Gegensatz zum Einzelwesen und stellt die an einer Vielheit von Einzelfällen gewonnenen Erfahrungen diesem gegenüber. Es liegt ihm eine Majoritätsbetrachtung der Dinge zugrunde. Daher mag man zunächst einen Widerspruch darin empfinden, wenn dieser Begriff auf das Einzelwesen beschränkt wird. Normalität in unserem ärztlich-klinischem Sinne soll aber bedeuten, daß die Lebensäußerungen eines Individuums völlig seinen biologischen Notwendigkeiten, die ihm aus dem Zusammentreffen seiner äußeren Lebenslage mit seinen physiologischen Leistungsmöglichkeiten erwachsen, entsprechen.

Wir haben kein Recht einen Menschen mit einer etwas großen Nase „abnorm“ zu nennen, solange dadurch für ihn selbst nichts seine Funktionen Störendes gegeben erscheint. Das Fehlen freier Salzsäure im Magen mancher Menschen bedeutet für sie selber solange nichts „abnormes“ als der Ausfall der verdauenden Tätigkeit des Magensaftes durch die Tätigkeit der Darmfermente wettgemacht wird. Derartige „Konstitutionsanomalien", über die später noch genauer zu berichten sein wird, sind also in unserem Sinne nicht abnorm, sondern nur die Kennzeichen der Individualität. Von diesem Standpunkte aus verliert auch alle medizinische, statistisch gewonnene Durchschnittlichkeit ihre Bedeutung als Norm. Der „homme moyen" von Quételet ist eine Fiktion, deren Einzelmerkmale abstraktiv aus Tausenden von Beobachtungen arithmetisch ermittelt wurden. Geigel[1]) hat kürzlich einen „Kanon" des jungen Soldaten aufgestellt und ist hierbei zu einer Normalität gelangt, die nur einen sehr bedingten Wert haben dürfte. Nur ganz wenige Individuen, auch wenn sie Soldaten sind, werden ihr entsprechen, von der weitaus größten Mehrzahl, die deshalb aber nicht als schlechthin abnorm oder gar als minderwertig angesehen werden darf, werden die von Geigel beobachteten Durchschnittswerte und -fähigkeiten nicht erreicht. Statistische Ermittelungen dieser und ähnlicher Art haben fraglos einen heuristischen Wert, etwa für die systematische Feststellung der Häufigkeit gewisser Erscheinungen, aber biologisch bieten sie keinen Anhalt für die Beurteilung der Lebens- und Leistungsfähigkeit eines bestimmten Individuums. Der Einzelmensch ist das Maß seiner eigenen Normalität, die wir in diesem Sinne etwa als die Kongruenz von tatsächlich gegebener und für dieses Individuum notwendiger biologischer Leistung kennzeichnen können. Ist zwischen diesen beiden, mit klinischen Mitteln durchaus feststellbaren, Größen eine Diskrepanz gegeben, so wird der Mensch mit Recht als abnorm, als „in sich inkongruent" zu bezeichnen sein. Um hier diese Bezeichnungen, die für einen anderen Betrachtungskreis, den mathematischen, schon vorweggenommen sind, zu vermeiden, wäre es möglich von „responsiven" (sich selbst entsprechenden) und „irresponsiven" (sich selbst nicht entsprechenden) Individuen zu reden. Durch diese Bezeichnung würde die, im praktischen Fall oft irreführende, Beziehung auf außerhalb des Einzelwesens liegende Vergleichsobjekte beseitigt.

Drei Arten der Normalitätsbetrachtung sind also auseinander zu halten: Die statistische (Durchschnitts-) Normalität, die üblicherweise als Vergleichsmethode angewandt wird. Ihr Vergleichsobjekt existiert nur in der Abstraktion. Nach ihrer Maßgabe gibt es nur wenige Normale, die meisten Menschen sind in irgendeinem Betracht abnorm. Die zweite idealistische Anschauung sucht die Norm ganz außerhalb der Erfahrung, sie identifiziert sie schlechthin mit einer idealen Individualausbildung, wenigstens mit der „Idee der Art", mit dem qualitativ und quantitativ höchst erreichbarem Gipfel für die Individuengemeinschaft der Art. Wenn Hildebrandt[2]) schreibt: „Wenn wir uns die Norm anschaulich machen wollen, so kann es nur im Heros

----

¹) Münchn. med. Wochenschr. 1919. Nr. 52.
²) Kurt Hildebrandt: Norm und Entartung des Menschen. Dresden 1920. Sibyllenverlag. S. 79.

geschehen . . .", so ist diese „Anschaulichkeit" aber rein imaginär und wird mit der Persönlichkeit des Anschauenden ihren Inhalt wechseln. Beide Normalitätsbegriffe sind fiktiv. Beide werten den Einzelnen im Hinblick auf eine bis ins wesentliche Einzelste hinein mit der Realität nicht vergleichbare fiktive Größe.

Die Massenhaftigkeit der Differenzen der Individuen läßt uns solche Normalitätsbegriffe ärztlich fast unbrauchbar erscheinen. Der notwendige Erfolg ihrer viel zu breiten Anwendung ist die Furcht vor der „Entartung", der „Abnormität" mit für die ganze Rasse schädigendem Einschlag, deren Übertreibungen wir in vielen wissenschaftlichen und populären Schriften des Tages so häufig begegnen.

Die dritte Art der Normalitätsbetrachtung in der Biologie ist die der persönlichen Normalität, der „Responsivität der Person". Im gegebenen Fall hat der Untersucher nicht auf eine fiktive, für den Untersuchten doch unerreichbare Norm Rücksicht zu nehmen, die Wertung erfordert vielmehr nur Vertiefung in die Existenzbedingungen der Person. Die Abnormität im statistischen und idealistischen Sinne läuft immer Gefahr in ihrer Wichtigkeit für die Person und die Rasse überschätzt zu werden. Danach ist es für den Arzt nicht so wichtig zu ermitteln, wie weit eine Personalvariante eines Individuums von einem errechenbaren mittleren Typus absteht oder ihm angenähert ist — da sie ja auch therapeutisch gar nicht zu erreichen ist —, klinisch ist die Hauptfrage, wie weit die biologischen Leistungen des Individuums für seine eigene Erhaltung genügen, wie weit also die Abweichung ihm gestattet responsiv zu bleiben.

Es gibt Menschen mit einem „unternormal" großem Herzen, mit einer angeborenen Enge des Gefäßsystems, die sich auch durch eine bestimmte Erregbarkeit ihrer Vasomotoren dabei auch durch eine sensitive Psyche auszeichnen. Sie können früher oder später an Herz- und Gefäßneurosen erkranken. Falls sie aber ihnen angepaßte körperliche und geistige Leistungen vollbringen so wird sich ein wesentlicher Unterschied im Ablauf der Lebensäußerungen gegen andere („normale") nicht finden lassen. Ihre physiologische Leistungsmöglichkeit liegt durchaus im Bereich der Notwendigkeiten für die Erhaltung und den Betrieb ihres Organismus. Unter der Einwirkung mittlerer äußerer Verhältnisse sind sie völlig responsiv und nicht abnorm. Erst bei Änderung der „Realisationsfaktoren" (körperliche Anstrengungen, besondere affektive Beeinflussung) kann die Responsivität in Irresponsivität umschlagen. Ihre Anpassungsmöglichkeiten an äußere Dinge haben nicht die Breite wie bei anderen Menschen. Gewisse junge Leute zeigen eine Durchlässigkeit ihres Nierenepithels für Serumeiweiß (physiologische Albuminurie), die sich bei anderen nicht findet. Bei 5000 Studenten im Alter von 18—24 Jahren fand Lee[1] diese „Abnormität" in 250 Fällen. Also eine keineswegs seltene Erscheinung. Die immerhin fragliche Möglichkeit, daß in dieser Personalvariante etwa

---

[1] Med. clin. of North America. Bd. 3. No. 4.

eine „Disposition" für eine später zu erwerbende Nephritis erblickt werden kann, darf uns nicht abhalten diese Menschen klinisch für vollkommen responsiv, d. h. gesund zu halten. Ihre Norm sieht eben anders aus als die der übrigen Menschen.

Praktisch wird nun zwar mit dem Begriff des Durchschnittsmenschen sehr viel gearbeitet und es erweckt den Anschein, daß nichts leichter wäre, als die Grenzen dieser Normalität abzustecken. Die statistische Normalität zeigt aber eine erhebliche Breite. Wir beobachten, daß Unterwertigkeit oder mangelhafte Ausbildung eines Körperteils oder einer Funktion durch Überwertigkeit eines anderen ausgeglichen werden kann, gelegentlich dadurch, daß äußere Verhältnisse eine Schonung oder eine Unterstützung der betreffenden Mangelhaftigkeit in der persönlichen Ausbildung zulassen. Wir können in dieser Erscheinung der dauernden inneren Ausgleichstendenz geradezu eine kardinale Eigenschaft der „Organisiertheit" des Einzelwesens erblicken. Cohen-Kysper[1]) hat diese Ausgleichstendenz in seinem Versuch den Lebensvorgängen restlos mechanisch begreifbare Kraftverhältnisse unterzulegen — der von Kraus und Brugsch[2]) weitgehende Anerkennung gefunden hat — auf das eindringlichste betont, sie gewissermaßen zum Angelpunkt eines Systems erhoben. Der so allgemein verbreitete Fehler der Kurzsichtigkeit kann leicht durch äußere Hilfsmittel so herabgemindert werden, daß er praktisch überhaupt nicht stört. Kleine Abweichungen im Bau der Extremitäten, z. B. ein etwas zu kurzes Bein, brauchen den Träger gesundheitlich nicht zu beeinträchtigen, wenn er auch vielleicht anstrengenden sportlichen Leistungen nicht gewachsen ist. Ein etwas dürftig entwickeltes Herz- und Gefäßsystem wird ohne jeden Schaden und ohne daß dadurch die Dauer des Individuallebens verkürzt werden müßte, ertragen, wenn die äußeren Lebensumstände es mit sich bringen, daß die Anforderungen an diese Organfunktion in mäßigen Grenzen bleiben. Diese Leute sind nicht weniger gesund als die, deren Augen, Herzen und Beine den Durchschnittsanforderungen vollkommen entsprechen.

Auf der anderen Seite können wir sehen, daß gesunde Menschen vorübergehend funktionelle Symptome zeigen, die wir sonst unter ausgesprochenen Krankheitsumständen zu beobachten pflegen: Leistet der Körper irgendeine größere, über das gewohnte Maß hinausgehende Muskelarbeit, z. B. beim Tragen einer schweren Last, beim Besteigen eines Berges oder dgl., so tritt für den erhöhten Stoffverbrauch eine erhöhte Nährstoffabgabe aus den Depots des Körpers, ein beschleunigter Transport solcher Stoffe zu den Verbrauchsstätten ein: die Herztätigkeit steigert sich auf Werte, die wir sonst unter krankhaften Verhältnissen zu finden gewohnt sind, die Atemtätigkeit hebt sich auf das doppelte, der Glykogenzerfall in der Leber erfährt eine Be-

---

[1]) Cohen-Kysper: Versuch einer mechanischen Analyse der Veränderungen vitaler Systeme. Leipzig, Thieme, 1910.
[2]) Brugsch: Allgemeine Prognostik. Berlin, Urban & Schwarzenberg, 1918. S. 10 ff.

schleunigung usf. Werden große, den gewohnten Durchschnitt übersteigende Flüssigkeitsmengen aufgenommen, so wächst die resorbierende Tätigkeit der Endothelien des Darmtraktus und gleichzeitig die sezernierende Tätigkeit der Nierenzellen und momentane Polyurie, wie sie sonst als pathologisches Zeichen bekannt ist, ist die Folge. Auch auf psychischem Gebiet läßt sich dies Geschehen nachweisen. Bekannt ist die Abkürzung von Assoziationsabläufen unter dem Einfluß von Affekten, während dieselben Gedankengänge ohne diese momentane affektive Anregung viel langsamer und unter Bewußtwerdung von viel mehr Zwischenstufen vor sich gehen würden. Es ist das Bild des Gedankensprunges, der beim Gesunden vorkommen kann und den wir andererseits bei manchen Geisteskrankheiten als typisches Symptom finden. Sogar solche Erscheinungen, die ohne weiteres immer einen krankhaften Vorgang anzuzeigen scheinen, wie Schmerz und Blutverlust, kommen unter Verhältnissen vor, die an „Normalität" nicht übertroffen werden können. Denn wer möchte die Vorgänge bei der Geburt und der Menstruation, auch nur in Hinsicht auf Blutung und Schmerz, als krankhaft oder abnorm auffassen?

Anatomisch und funktionell sehen wir demnach anscheinend ein Fließen der Erscheinungsformen, eine unscharfe Grenze gegen das Krankhafte in ganz erheblicher Breite, innerhalb der „Krankes" und „Normales" nebeneinander auftreten können. Es erhebt sich die Frage: an welchen Punkten dieser Erscheinungsbreite des Individuallebens häufen sich die Abweichungen vom Gesunden so, daß wir mit Recht den Begriff der Krankheit einführen können? Ist dieser Punkt lediglich durch quantitative Veränderungen gekennzeichnet, würde also in unseren Beispielen die Höhe der beim Bergsteigen erreichten Pulszahl oder etwa die Anzahl der Dioptrieen, um die das kurzsichtige Auge in seiner Sehkraft verstärkt werden müßte, um Emmetropie zu erreichen, an sich schon genügen, um den Vorgang als krankhaft zu charakterisieren oder kommt hierbei ein neues qualitatives Moment in Betracht?

Augenscheinlich muß bei der praktisch doch so wichtigen Abgrenzung von Gesundheit gegen Krankheit ein ganz wesentliches Moment mit in Betracht gezogen werden: das ist das Gesamtverhalten des Organismus. Nicht aus einer Einzelfunktion oder einer isolierten anatomischen Abweichung, sei sie auch noch so erheblich, kann der Krankheitsbegriff begründet werden, ausschlaggebend ist das Verhalten des gesamten Körpers unter dieser Abweichung. Dies Gesamtverhalten des Organismus kann nun nach zwei Seiten hin beurteilt werden: nach seiner augenblicklichen qualitativen und quantitiven Leistungsfähigkeit und nach seiner Leistungsdauer. Da die Funktion des ganzen Körpers abhängig ist von dem korrelativen Ineinanderarbeiten aller Teile, so ergibt sich sein Gesamtverhalten notwendigerweise aus der Leistungsfähigkeit und Leistungsdauer seiner Teilfunktionen. Wir bemerken, daß Abweichungen einzelner Teile oder Teilfunktionen so lange für das Ganze schadlos ertragen werden, als andere Teile einen Ausgleich vornehmen, oder diese selbst hinsichtlich ihrer notwendigen Leistungen für die Dauer nicht beeinträchtigt werden. Wir müssen dann den Eintritt eines krankhaften Zustandes annehmen, wenn dieser Ausgleich nicht möglich ist oder sich erschöpft. Je nach der Intensität der Abweichungen kann dann die Leistungsfähigkeit des Gesamtkörpers nur vorübergehend beeinträchtigt und nach Überwindung der die abweichende Funktion einzelner Teile bedingenden Schädlichkeit wieder hergestellt werden, oder ein solcher Ausgleich tritt überhaupt nicht ein: dann wird die Leistungsdauer vernichtet, der Organismus stirbt.

Somit sehen wir, daß die Erkrankung als solche nichts Spezifisches, Besonderes, Unnatürliches an sich hat, sondern daß sie nur eine bestimmte Erscheinungsform des Ablaufes vitaler Funktionen darstellt, die eintritt, wenn aus irgendwelchen äußeren oder inneren Gründen Teilfunktionen nicht in der für das Individuum notwendigen Breite ausgeübt werden können und dadurch Minderleistungen des ganzen Körpers sich ergeben. Es steht mit anderen Worten: die Anpassungsfähigkeit des Gesamtorganismus und seiner Teile im Mittelpunkt des Problems.

Eine Definition des Erkrankens läßt sich dahin abgeben, daß ein Organismus dann krank wird, wenn er eine vorübergehend oder ständig einwirkende Abweichung von seiner individuellen Norm in Hinsicht auf Leistungsfähigkeit und Leistungsdauer durch morphologische und funktionelle Anpassung nicht oder nicht genügend auszugleichen vermag.

Unser oben gewonnener Begriff der persönlichen Normalität fällt also zusammen mit der Gesundheit. Responsivität ist nichts anderes. Die „Inkongruenz in sich" bedeutet Krankheit, insofern bei ihr die Diskrepanz von möglicher und notwendiger biologischer Leistung tatsächlich gegeben ist. Damit verschwindet nun aber auch alle Unsicherheit in der Beurteilung der „Grenzzustände". Krankes und Gesundes ist unter dem Gesichtspunkt der Betrachtung des Individuums als eines untrennbaren „Ganzen", in der Tat scharf voneinander geschieden, die zahllosen Übergänge erscheinen als solche nur durch die unscharfe Wertung der einzelnen Phänomene hinsichtlich ihres Einflusses auf die Person.

Manchen Forschern erscheint der Begriff der Anpassung schon in einigen Hinsichten überlebt zu sein, sie meinen ihm im vitalen Geschehen nur noch eine untergeordnete Stellung anweisen zu müssen. So schreibt der Psychiater Hildebrandt[1]), dessen idealistischen Normalitätsbegriff wir oben schon erwähnten: „Nicht Anpassung ist das Höchste, sondern Unabhängigkeit von den äußeren Bedingungen. Nicht sich den Bedingungen, sondern die Bedingungen sich anzu-

---

[1]) l. c. S. 72.

passen, weist die vitale Kraft aus." Sehen wir diesem Ausspruch gegenüber auch von der verborgenen vitalistischen Tendenz ab (die ihm in der bewußten Absicht wenigstens fern liegt), so ist das doch zu innerst nicht mehr als eine klingende Antithese. Was heißt denn Unabhängigkeit von äußeren Bedingungen? Doch nichts anderes, als daß dies Individuum sehr vielen und wechselnden Bedingungen gegenüber responsiv bleibt, daß, mit anderen Worten, seine Anpassungsfähigkeiten auf einem Gipfelpunkt angelangt sind! Höchste Unabhängigkeit von Außendingen ist nichts als höchstgetriebene Anpassung. Über die Außenbedingungen hinaus kann vitale Existenz nicht bestehen. Realisationsfaktoren sind eine ebenso notwendige Existenzbedingung wie alles Endogene. Daß sich die durch immanente Determinationen beherrschte lebende Substanz durch das unvermeidbare Äußere in ihrer realen Erscheinungsform modifizieren läßt und, wenn anders sie überhaupt Existenz haben soll, modifizieren lassen muß, ist Kardinalgesetz der Vitalität. Es ist nicht richtig, daß der Mensch die Welt schafft, er ist seinerseits ihr Produkt. Gilt das schon im weitesten Maße von seiner somatischen und psychischen Erscheinungsform als Volk und Rasse[1]), so kann doch im einzelnen kein Zweifel darüber herrschen, daß auch die eingehende Kenntnis der Natur, die die Wissenschaft allmählich uns verschafft hat, im weiteren Sinne nur ein Eingliedern in ein gegebenes Äußere bedeutet. Die Vorstellung des Beherrschens der Natur ist anthropomorph und einseitig. In der Tat vermeiden wir, in zugegebenermaßen großem Stil, durch die naturwissenschaftliche Erkenntnis des Ganzen nur die Schädlichkeiten der Außenbedingungen, aber dies ist ja letzten Endes wieder der Sinn, den wir mit dem Begriff der Anpassung verbinden. Die Gesundheit des Einzelwesens ist nicht tiefer zu erfassen, als wenn wir sie als eine Funktion der mehr oder weniger elastischen Anpassungsfähigkeit an äußere und innere Realisationsfaktoren zu begreifen suchen.

Der Krankheitsbegriff ist von vielen Forschern in der verschiedenartigsten Weise ausgelegt worden. Die gegebene Definition stützt sich in vielen Beziehungen auf die Ausführungen von Bieganski[2]), der ebenfalls in der mangelhaften Anpassung an ausfallende Teilfunktionen das Wesentliche sieht. Wenn Albrecht[3]) die Krankheit definiert als „nicht schlechthin die Summe der krankhaften Vorgänge an Zellen, sondern die Folge krankhafter Störungen bestimmter Arten und Mengen von Zellen, bestimmter (in den verschiedenen Krankheiten wechselnder) Organe und Organsysteme", so liegt hier einmal eine Tautologie vor, insofern die Krankheit als Folge krankhafter Störungen bezeichnet wird, andererseits wird der Begriff der Krank-

---

[1]) Vgl. hierzu die ausgezeichneten Vorträge von Alf. Kirchhoff: Mensch und Erde. Leipzig. Teubner. Samml. aus Natur und Geisteswelt. Nr. 31. 4. Aufl. S. 4ff.

[2]) W. Bieganski: Medizinische Logik. Würzburg 1909.

[3]) E. Albrecht: in Aschoffs Patholog. Anatomie. Bd. I. Jena 1909. S. 7.

heit auf biologische Einheiten ausgedehnt (Organe und Zellen), die nicht Individualwert haben. Krank kann nur ein Individuum werden, auch selbstverständlich dann, wenn das Individuum ein Protist, also ein einzelliges ist. Aber für die Einzelzelle der Niere oder des Herzmuskels kann deshalb der Begriff der Krankheit nicht in Anspruch genommen werden, weil ihre Veränderung die Erkrankung des Ganzen ja erst hervorruft. Auf diese Weise würde der Begriff Krankheit durch sich selbst erklärt werden. Anpassungserscheinungen, die ganz fraglos eine generelle Bedeutung im Körper haben, will Albrecht nur bei speziellen Vorgängen als erklärendes Prinzip heranziehen, so bei Störungen, die bei Muskelarbeit und bei Akklimatisation auftreten. Eine ausgezeichnete Übereinstimmung mit unserer Definition finden wir in den Ausführungen Ribberts[1]), der einmal die Krankheit als die Summe der von Veränderungen im Bau des Körpers abhängigen herabgesetzten Lebensvorgängen definiert und weiterhin im einzelnen ausführt, daß Mangel an Anpassung Krankheit zur Folge hat.

Der Begriff der Krankheit wird durch diese Ableitung zu einem prinzipiell klinischen. Gerade so wenig, wie wir das Leben als einen stabilen Zustand, dessen vollkommene Beurteilung etwa der reinen Morphologie möglich wäre, begreifen können, sondern nur als einen sich fortdauernd bis ins einzelne hinein verändernden Ablauf von Zellvorgängen, so ist auch die Krankheit als Ganzes nur als ein in seinen funktionalen und anatomischen Zusammenhängen zum Teil verändertes Leben aufzufassen, dessen Bedeutung nur mit Rücksicht auf die Integrität der Person und nicht einer einzelnen Zelle oder eines Organs zu würdigen ist.

Die Anpassungsfähigkeit im Organismus, die wir also als das regulatorische Prinzip der Gesunderhaltung ansehen müssen, äußert sich auf morphologischem und funktionellem Gebiet in folgenden Vorgängen: Ein fungierendes Organ entnimmt dem Reiz, der es zur Tätigkeit anregt, nicht nur die Auslösung seiner Funktion, sondern diese Reize haben auch einen nicht unbeträchtlichen morphologischen Effekt. Ob für diesen Erfolg der ursprüngliche Reiz als solcher oder aber erst das Fungieren den eigentlichen Ausgangspunkt darstellt, ist eine schwer entscheidbare und wohl nicht sicher zu beantwortende Frage, da eine experimentelle Trennung der notwendigen Aufeinanderfolge „Reiz“ und „Tätigkeit“ am lebenden Objekt nicht möglich sein dürfte. Es ist eine bekannte Tatsache, daß Muskelarbeit auf den tätigen Muskel formbildend einwirkt. Die Untersuchungen der Rouxschen Schule haben gezeigt, daß auf die Volumenzunahme des geübten Muskels neben der absoluten Reizgröße und deren Endeffekt, d. h. der tatsächlich geleisteten Arbeit, auch der Zeitabschnitt innerhalb dessen die Leistung vollzogen wird, einen bestimmenden Einfluß hat. Eine Vermehrung der kontraktilen Elemente der Muskelsubstanz findet dann erst in erheblicherem Grade statt, wenn ein

---

[1]) Hugo Ribbert: Das Wesen der Krankheit. Bonn 1909.

bestimmtes Maß Arbeit in relativ verkürzter Zeit geleistet wird. Wird das gleiche Arbeitsquantum über einen längeren Zeitraum verteilt, so ist eine Volumenzunahme nicht zu beobachten. Die Nieren, die bei bestimmten Krankheiten, z. B. der Zuckerkrankheit, genötigt sind, eine gleichmäßig gesteigerte sekretorische Tätigkeit auszuüben, vergrößern sich nicht oder nur in ganz bescheidenem Ausmaß. Fällt dagegen eine Niere durch Erkrankung überhaupt aus, so ist die übrig bleibende genötigt, in der halben Zeit die Gesamtleistung, die der Körper verlangt, zu vollbringen. Diese Zeitverkürzung wirkt auf dem Wege funktioneller Anpassung im Sinne der Substanzzunahme. Nicht nur diese Größenverschiebungen durch den Einfluß wechselnder Intensität der Funktionen haben die Vorgänge funktioneller Anpassung im Körper zur Folge, sondern auch die anatomische Anordnung, die Organstruktur im engeren Sinne, ist ein Ausfluß solcher Vorgänge. Die Struktur der Spongiosa der Knochensubstanz ist ein gutes Beispiel für in diesem Sinne formbildend wirkende Anpassungsvorgänge. Der Verlauf der Bälkchen in der Spongiosa des Oberschenkelendes des Menschen ist ein ganz ähnlicher, wie der Verlauf der Druck- und Zuglinien in einem dem Oberschenkel ähnlich geformten und ähnlich belasteten Träger sein würde. Die Knochenbälkchen sind in den Linien stärksten Druckes und Zuges angeordnet. Entsprechende funktionelle Strukturen sind weiter zu finden in der Anordnung der Fasern der Muskelfaszien, der Fasern des Trommelfelles, der Anordnung der Muskelbündel in den Gefäßen usf. Roux[1] hat diese Vorgänge im einzelnen an vielen Organen des menschlichen und tierischen Körpers studiert. Nach ihm läßt sich das Prinzip der funktionellen Strukturen dahin zusammenfassen, daß die ganze Konstruktion mit dem verwandten Material das Maximum an Widerstandsfähigkeit leistet oder daß umgekehrt die geleistete Widerstandsfähigkeit mit einem Minimum an Material erreicht wird.

Gibt diese Fähigkeit funktioneller Anpassung auf morphologischem Gebiet vielfach die Möglichkeit einer krankheitsverursachenden Schädlichkeit elastisch auszuweichen, so kann durch einen Krankheitsprozeß zerstörtes Gewebe bis zu einem gewissen Grade regeneriert und wieder hergestellt werden. Diese Regeneration ist allerdings dem vielzelligen Organismus nicht entfernt in dem Maße mehr eigen, als den Einzellern und den Organismen niederer Entwicklungsstufe. Mit der Höhe der Organisation tritt die Regenerationsfähigkeit im allgemeinen zurück. Kann der Einzeller aus einem abgetrennten Teil seines Zellleibes, wofern ihm noch ein Kernsegment erhalten geblieben ist, den ganzen Körper funktionstüchtig wieder aufbauen, so nimmt in der Tier- und Pflanzenreihe mit der zunehmenden Differenzierung der einzelnen Organe diese Fähigkeit in dem Maße ab, daß z. B. beim hochentwickelten Säugerorganismus im allgemeinen nur noch die Ele-

---

[1] Vgl. Wilhelm Roux: Die Entwicklungsmechanik, ein neuer Zweig der biologischen Wissenschaft. Leipzig 1905. Engelmann.

mente niederer Funktionsstufe zur Wiederherstellung nach eingetretener Schädigung oder Verlust fähig sind. Verloren gegangene Teile der Haut und darunter gelegener Gewebsanteile (Bindegewebe, Gefäße, Muskeln, Nerven) können sich bis zu einem gewissen Grade neu bilden, größere Partien, größere Extremitätenanteile, entsprechend etwa dem Ersatz des autotomierten Schwanzes oder der autotomierten Gliedmaße bei einzelnen Reptilien, sind für das Säugetier nicht ersetzbar. Können kleinere Defekte im Parenchym höher differenzierter Organe, wie z. B. Niere, Leber, Herz, Lunge, nach pathologischer Zerstörung durch Neubildung völlig gleichartiger und gleichwertiger spezifischer Organzellen wieder ersetzt werden, so zeigt doch die Beobachtung, daß bei größeren Verlusten verloren gegangenes Parenchym nur durch die Wucherung indifferenten nicht spezifisch fungierenden Bindegewebes im Sinne einer echten Narbe, also mehr den morphologischen als den physiologischen Notwendigkeiten folgend, ersetzt wird. Besonders gilt dies von den Parenchymen, deren Leistung wir üblicherweise als höchstdifferenzierte bezeichnen: vom zentralen und peripheren Nervensystem. Eine Regeneration erfolgt im peripheren Nerven, z. B. nach Durchschneidung eines solchen durch Auswachsen zunächst der umhüllenden Scheidensubstanz als auch später durch Hineinwachsen spezifisch leitender Nervensubstanz in diese Hülle. Aber es handelt sich hierbei nur um Regenerationsvorgänge von Teilen einer Nervenzelle, da der periphere Nerv in der Tat nichts darstellt als einen Komplex von Achsenzylindern, deren morphologisches, funktionelles und trophisches Zentrum die motorische oder sensible Rückenmarksganglienzelle darstellt. Im Nervensystem sind zweifellos nur Zellteile, nicht dagegen ganze Zellen regenerationsfähig. Zellteile auch wiederum nur so weit, als Kernschädigungen nicht vorausgegangen sind. Die Regeneration, also die Wiederherstellung spezifisch fungierender Zellen aus anatomisch gleicher Organgrundlage ist demnach bei den Zellen des Nervensystems im strengen Sinne nicht mehr vorhanden.

Regenerationsvorgänge gehören allgemein zu den regulatorischen Leistungen der Körperzellen. Daß es in einem Falle zu funktionellen Anpassungen der morphologischen Struktur, im anderen Falle zu echten Regenerationen kommt, muß wohl in der Art der Beeinflussung des betroffenen Gewebes durch Schädlichkeiten oder funktionelle Reize gesucht werden. Roux hält es für ausgemacht, daß die Art der abnormen Veränderung selber zugleich die zureichende determinierende Ursache der Besonderheit der zu ihrem Ausgleich führenden regulatorischen Leistungen ist.

Nichts spricht von vornherein dagegen, etwa auch die Vorgänge der Immunität oder noch allgemeiner ausgedrückt, der Antikörperbildung, formal auf das gleiche Prinzip zurückzuführen. Die Erfahrung, daß nach der Zufuhr körper- oder individualfremder Stoffe unter Umgehung des Darmkanals in der Blutflüssigkeit Fermente nachweisbar sind, die spezifisch den Abbau dieser Substanzen zu einfachen Spaltprodukten gewissermaßen verdauend bewirken, bildet die allgemeine Grundlage der Immunität. Formal ist der Ablauf der gleiche, ob wir eine stark giftig wirkende Substanz, z. B. ein Bakterientoxin, das wir uns etwa als eine hochmolekulare Eiweißverbindung vorzustellen haben (wenngleich deren chemische Natur als Eiweißkörper noch keineswegs sichergestellt ist), oder für den Wirbeltierkörper andere nicht giftig wirkende organische Substanzen dem Stoffwechsel beibringen. In beiden Fällen kommt es zur Bildung von abbauenden Fermenten. Wir wissen nicht, an welche Körperelemente die Bildung dieser Fermente gebunden ist. Blutzellen, Bindegewebszellen werden dafür in Anspruch genommen. In gewissem Sinne muß wohl jede einzelne Körperzelle die Fähigkeit der Verdauung, d. h. der fermentativen Spaltung zellfremder Substanz zugesprochen werden[1]). Das Zustandekommen dieser Zellfähigkeit läßt sich zwanglos der Idee der Anpassung unterordnen.

Anpassungsvorgänge liegen im besonderen den Vorgängen bei Infektionskrankheiten[2]) zugrunde, die man sich etwa in folgender Weise vorstellen mag: Auf den ersten Blick scheint der Vorgang der Infektion mit dem Begriff der Anpassung nicht vereinbar, da dem Anschein nach in den meisten Fällen der infizierende Organismus, der eingedrungene Spaltpilz, den Kürzeren zieht. Wissen wir doch, daß während des Verlaufs einer Infektionskrankheit, z. B. des Typhus, viele Millionen Keime zugrunde gehen, und daß nach überstandener Krankheit in vielen Fällen auch der Mensch von diesem Bakterium wieder frei wird. Auch in den Fällen, in denen der Mensch den Giften der Mikroben unterliegt, ist der Untergang der Bazillen gleichzeitig besiegelt, da ein längeres Fortwuchern in der Leiche den Bakterien nur für eine verhältnismäßig kurze Zeit möglich ist. Die Konstanz des Vorganges der Infektionskrankheiten wäre aber nicht möglich, wenn nicht eine innere Notwendigkeit für die Existenz beider Arten, sowohl des Menschen als des Bakteriums, diesen Dingen zugrunde läge. Diese Existenznotwendigkeit kann nur in der Erreichung optimaler Lebensbedingungen bestehen. Hinsichtlich des Typhusbazillus sind ebenso wie für die meisten übrigen Krankheitserreger die besten Lebensbedingungen im Menschenkörper selbst gegeben. Wir wissen, daß die physiologische Temperatur des Menschenkörpers mit der des reichlichsten Wachstums und intensivster Auswirkung aller Lebensäußerungen des Bakteriums zusammenfällt. Typhusbazillen büßen in der freien Natur an Vermehrungsgeschwindigkeit sehr schnell erheblich ein, nach einiger Zeit verschwinden sie völlig. Es gelingt dagegen einem Typhusstamm durch fortgesetzte Tierpassage, auch durch andauernde Übertragungen auf künstlichen Nährböden, deren Zusammensetzung in den Grundzügen man dem Säugetierorganismus

---

[1]) Vgl. hierzu die Untersuchungen Abderhaldens (Abwehrfermente des tierischen Organismus. Berlin, Springer. 4. Aufl.). Die formal-genetische Übereinstimmung der Abwehrfermente mit den Immunkörpern kann nicht bezweifelt werden.

[2]) Vgl. Grote: Die selektionistische Auffassung der Infektionskrankheiten. Münch. med. Wochenschr. 1920. Nr. 38.

anzugleichen versucht, eine geradezu unbegrenzte Lebens- und Fortpflanzungsdauer zu gewährleisten. Der Typhusbazillus und mit ihm eine große Reihe anderer pathogener Bakterien wäre ohne die Existenz des Menschen in seiner jetzigen Erscheinungsform dem Aussterben überliefert. Einen weiteren Beweis hierfür gibt uns die Betrachtung der geographischen Verbreitung der Infektionskrankheiten an die Hand, die immer nur da eine große Ausdehnung gewinnen können, wo sie durch den wandernden Menschen, der sie in seinem Körper beherbergt, hingebracht werden[1]).

Die Brücke zum Verständnis des Infektionsvorganges scheint geschlagen durch die Tatsache des Bazillentragens. Einmal können Mikroben, nachdem sie eine Krankheit erregt haben, in dem betreffenden Organismus Jahre und Jahrzehnte weiter fortleben, ferner können krankheitserregende Keime im Menschen gefunden werden, ohne daß eine spezifische Infektionskrankheit vorhergegangen zu sein braucht. Diese Bakterien leben in beiden Fällen unter optimalen Bedingungen. Das Bazillentragen ist demnach wohl nicht eine zufällige Nebenerscheinung der Erkrankung, sondern wir haben in ihm das Endergebnis einer Reihe von Vorgängen zu erblicken, die in einer gegenseitigen vollkommenen Anpassung zwischen Wirt und Parasit gipfeln. Beide Organismen sind zu einer Form des Zusammenlebens gekommen, die die Naturforschung als Symbiose bezeichnet. Dieser Begriff setzt voraus, daß aus dem Zusammenleben zweier verschiedenartiger Organismen für beide Teile ein Existenzvorteil resultiert. Die Symbiose als allgemeines Organisationsprinzip ist augenscheinlich von weitgehenderer Bedeutung für das Gesamtleben des Körpers, als es auf den ersten Blick der Fall zu sein scheint. Schiefferdecker[2]) bezeichnet mit Recht das korrelative Verhältnis der Zellen, Gewebe und Organe im Körper untereinander als vollkommene Symbiose. Daraus folgt, daß nur zwischen Zellen derselben Art ein „Kampf der Teile" im Sinne von Roux (s. w. u.) statthaben kann, Zellen verschiedener Art (Leber, Gehirn, Muskelzellen usw.) beanspruchen nicht dieselben Nahrungs- und Raumquoten, stehen nicht (ohne pathologische Veränderungen) miteinander in Konkurrenz. Im menschlichen Körper haben wir eine dauernde Symbiose mit den Bazillen aus der Gruppe des Bakterium coli, die unseren Darm bevölkern. Es kann keinem Zweifel unterliegen, daß diese Bakterien sich an der Verdauungsarbeit der menschlichen Darmsäfte in nicht unerheblicher Weise beteiligen, daß sie im besonderen die Auflösung von Zellulosesubstanzen besorgen. Welche Arbeit nun gegebenenfalls der Typhusbazillus übernimmt, wissen wir nicht, es steht aber fest, daß bei Bazillenträgern unter Umständen sich im Darm des Menschen Reinkulturen von Typhusbakterien finden, die also die Colibazillen abgelöst oder ersetzt haben müssen. Nicht alle Menschen sind zu Bazillenträgern disponiert. Es

---

[1]) Vgl. Grote: Über die geographische Verbreitung der Krankheiten. Geograph. Zeitschr. Bd. 25. Heft 7.
[2]) Zeitschr. f. angew. Anat. u. Konstit.-Lehre. Bd. 4. S. 200.

spielen hier diejenigen noch ganz hypothetischen Verhältnisse eine
Rolle, die wir unter der natürlichen Immunität zusammenfassen. Für
die Bakterienansiedlung ist die Konstitution des Nährbodens ebenso
wichtig wie die Eigenschaften des Bazillus selbst. Die Infektionskrankheit fassen wir demnach auf als eine Kollisionserscheinung
auf dem Wege zur Symbiose, die durch gegenseitige Anpassung
erstrebt wird. Der Krankheitsprozeß selbst ist nur der Ausdruck eines noch nicht abgelaufenen Anpassungsvorganges
zwischen Wirt und Parasit.

Die Erreichung des Zieles der Symbiose ist nur dadurch möglich,
daß die ungeheure Vermehrungsfähigkeit der Bakterien in günstiger
Umgebung, die wiederum ungeheure Vernichtungsziffer bei der Kolli-
sion der beiderseitigen Lebensnotwendigkeiten wieder ausgleicht. Das
für beide Teile, Parasit und Wirt, gefährliche Übergangsstadium der
Krankheit macht der Mensch durch die Erscheinungen der Immunität,
das Bakterium durch seine Fortpflanzungszahl wieder wett.

Die Immunkörper (Gegengifte), die auf dem Wege funktioneller
Anpassung im infizierten Organismus entstehen, sind aber nun nicht
die einzigen Träger der Immunität, oft lassen sie sich nur während
der verhältnismäßig kurzen Periode der akuten Krankheit im Blut
nachweisen und verschwinden später, ohne daß bei gegebener äußerer
Ansteckungsmöglichkeit eine neue Krankheit wieder auftritt. Nach
der Anschauung von Roux können wir uns vorstellen, daß auch hier
Anpassungsvorgänge eine wesentliche Rolle spielen. Die angeborene
und erworbene Immunität gründet sich wohl zum guten Teil auf eine
besondere Zellstruktur, die eine Unempfindlichkeit der Zelle gegen
bakterielle Gifte herbeiführt. Diese Zellstruktur kann man sich nun
durch den Vorgang der Intraselektion, der Teilauslese, so entstanden
denken, daß im Kampf mit dem bakteriellen Gift von Haus aus
weniger widerstandsfähige Zellen absterben und nicht zur Fortpflanzung
kommen, daß andere dagegen überleben und ihre angeborene größere
Widerstandskraft auf ihre Nachkommen übertragen. So schafft sich
der Körper durch Teilauslese einen Bestand von Zellen, die des
Schutzes eigentlicher Immunkörper, soweit sie im Serum nachweisbar
sind, entraten können. Erfahrungsgemäß deckt sich auch der Grad
der natürlichen oder angeborenen Immunität keineswegs mit der
Menge der im Blut nachweisbaren Gegengifte. Zunächst muß man
ja damit rechnen, daß dieses immunisatorische Ergebnis der Teilauslese nur für die Person gilt. Doch kann es keinem Zweifel unterliegen, daß überhaupt die Fähigkeit, resistente Zellen zu produzieren
(„Erblichkeit der Potenz“ Roux) auch durch das Keimplasma auf die
Deszendenz kommt. Falls das nicht so wäre, so könnte man keine
zureichende Erklärung für die Erscheinung des Durchseuchungsschutzes
gegen gewisse chronische Infektionskrankheiten (Tuberkulose und Syphilis) finden, die in den Ländern, in denen sie seit Jahrhunderten
herrschen, eine viel weniger bösartige Verlaufsform zeigen, als in solchen
Landstrichen, die bislang von ihnen verschont geblieben sind.

Durch diese kurz skizzierte Anschauungsweise fallen die drei reaktiven Leistungen des Zellenstaates: funktionelle Anpassung der Organstruktur, Regeneration und fermentative Anpassung unter den einen zusammenfassenden Gesichtspunkt reaktiver Ausgleichsvorrichtungen, in welchen wir nach dem Gesagten eine wesentliche Grundlage nicht nur der ontogenetischen Entwicklung des Organismus, sondern auch aller der Vorgänge verstehen müssen, die den Ausgleich der Schädigung innerer anatomischer und funktioneller Zusammenhänge betreffen, also der pathologischen Vorgänge im engeren Sinne. Dieselben Vorgänge, die den Aufbau und die Funktion des gesunden Zellstaates beherrschen, führen auch die Beseitigung krankmachender Schädlichkeiten herbei.

Bei diesem Versuch einer Definition des Krankheitsbegriffs ist mit Absicht die Fragestellung auf das Verhalten des Gesamtorganismus zugespitzt worden. Denn, wenn es vielleicht eine Binsenweisheit ist, daß der Arzt kranke Menschen und nicht Krankheiten behandelt, so wird doch gerade beim Lernenden durch die immer mehr zunehmende Spezialisierung in der Medizin der Eindruck wachgerufen, als wäre wirklich die anatomische Einteilung der Krankheiten in solche des Herzens, der Nieren, des Darm- und Nervensystems usw. mehr als ein Notbehelf. Daß sie es in der Tat nicht ist, daß vielmehr jede noch so lokalisiert erscheinende Krankheit in irgendeiner Weise den ganzen Menschen in Mitleidenschaft zieht, ist eine Erfahrung, die wir besonders den neueren serologischen Forschungen, den Untersuchungen über die Funktion der Organe mit innerer Sekretion u. ä. verdanken. Die anatomische Einteilung der Krankheiten ist ein didaktischer Notbehelf und die praktische Spezialisierung der Medizin rechtfertigt sich durch nichts, als durch die zunehmende Komplizierung diagnostischer und therapeutischer Methoden. Die Spezialisierung ist eine technische Notwendigkeit, die nicht in der Natur der Erkrankungsprozesse, sondern in der praktischen Unmöglichkeit der Vereinigung aller in jedem Falle anwendbaren Methodik in einem einzelnen Gehirn begründet liegt.

Der „Sitz einer Krankheit“ läßt sich zweifellos im Sinne von Virchows Zellularpathologie in einer bestimmten veränderten Zelle oder Zellengruppe erblicken, unbeschadet dessen, daß bei einer großen Reihe von Erkrankungen wohl unsere histologischen Nachweismethoden noch zu wenig differenziert sind. Dennoch muß gesagt werden, daß wir die Konsequenz Virchows, daß die veränderte Zelle das Wesen der Krankheit darstelle, heute nicht mehr ziehen. Das „Wesen der Krankheit“ ist nur klinisch, nicht anatomisch zu begreifen. Der Ausdruck „Herzerkrankung“ weist nur auf ein Organ hin. Die anatomische Untersuchung findet in vielen Fällen eine Veränderung nur an der Herzmuskelzelle oder an seinem Klappenapparat. Die klinische Beobachtung zeigt dagegen in der Tat eine Beteiligung des ganzen Körpers. Kein Organ bleibt bei der Insuffizienz des Blutkreislaufes, wie ihn Herzkrankheiten bedingen, von Störungen seiner Ernährung eben durch die veränderte Blutversorgung verschont. Die krankhaften Funktionsänderungen, die den Herzkranken klinisch zu einem solchen stempeln, die hervorstechenden Symptome der Atemnot, des Lufthungers, des Herzklopfens, der beklemmenden Angstgefühle, der eingeschränkten Bewegungsfähigkeit, des beeinträchtigten Schlafs, der in der Folge sich immer einstellenden Störungen des Verdauungskanals, sind für den Anatomen nicht mehr nachweisbar. Die gleiche enge Beziehung zum Ganzen des Organismus finden wir z. B. auch bei krankhaften Prozessen in der Niere. Die Niere ist das Hauptausscheidungsorgan für die Schlacken des Eiweißstoffwechsels. Der Anatom ist nicht imstande die schweren, tödlichen Störungen, die das klinische Bild der Harnvergiftung in der Gehirnzelle zur Voraussetzung hat, nachzuweisen. Das, was der Anatom auf dem Seziertische untersucht, ist ein stabiler Zustand, ist das Endergebnis von Krankheitsprozessen, die schließlich den Tod des Menschen herbeiführen. Aus diesem Zustandsbild kann der Anatom nur deduktiv und vergleichend mit ähnlichen Zustandsbildern den Ablauf des kranken Geschehens rekonstruieren. Für sehr viele Symptome, die für den Kliniker oft das Wesentliche des Krankheitsbildes ausmachen, z. B., alle die vielgestaltigen Vorgänge, die unter dem Sammelbegriff toxischer Wirkungen (man denke an Urämie, Diabetes, Infektionskrankheiten usf.) zusammengefaßt werden, fehlt ihm jegliches anatomische Anschauungsmaterial.

Klinisch und funktionell besteht also das Wesen der Krankheit in der Minderleistung eines Organs und der dadurch beeinträchtigten Gesamtleistungsfähigkeit des Körpers. Auch die anatomischen Grundlagen lassen sich unter einem entsprechend einheitlichen Gesichtspunkt zusammenfassen. Vorzüglich den klaren Deduktionen Ribberts[1]) folgend, erblicken wir das Gemeinsame der anatomischen Veränderungen bei Krankheiten, das anatomische Äquivalent des klinischen Begriffs, in regressiven Vorgängen in den Zellen. Nur Vorgänge, die Zellen zum Absterben, nekrotisieren, zur Atrophie und Degeneration, unter Erscheinungen der trüben Schwellung, des fettigen Zerfalls u. dgl. bringen, stellen die Grundlage der Minderleistung des Organismus dar. Vielfache anatomische Erscheinungen stehen scheinbar mit diesem Satz nicht in Einklang, da oft progressive Veränderungen (Hypertrophie der Herzmuskulatur, Zellvermehrungen und Auswanderung von Zellen aus Gefäßen bei der Entzündung, Zellwucherungen bei Geschwülsten) im Vordergrund des anatomischen Bildes einer Krankheit zu stehen scheinen. Eine genauere Betrachtung zeigt, daß aber diese vorwärts gerichteten Lebensäußerungen der Zellen, die gesteigerte Zelltätigkeit mit der Krankheit an sich nichts zu tun hat. Progressive Erscheinungen der genannten Art lassen sich im einzelnen immer als kompensierende Vorgänge auffassen, die teils auf den Wegen funktioneller Anpassung (Kompensation von Klappenfehlern des Herzens) ausgleichend wirken, teils der Zerstörung und Fortschaffung

---

[1]) l. c.

schädigenden bakteriellen Materials (Exsudation, Zellemigration, Phagozytose bei Entzündungen) dienen, also Vorgänge sind, die die Heilung pathologischer Veränderungen anstreben oder darstellen. Lassen sich solche Vorgänge mit offensichtlich fortschrittlicher Tendenz nicht auf Kompensationsvorgänge zurückführen, wie etwa beim Wachstum von Geschwülsten, so ist dieser Vorgang auch wiederum nicht der schlechthin wesentliche der Erkrankung. Der Tumor ist an sich so lange nicht krankmachend, als er durch sein Wachstum oder durch von ihm produzierte Giftstoffe die responsive Funktion der Organe des Körpers nicht stört. Die Geschwulst selbst ist nicht das Wesen der Geschwulstkrankheit, sondern sie hat nur dieselbe ursächliche Beziehung zu ihr, wie etwa der infektiöse Bazillus zu einer ansteckenden Erkrankung. Auch der Bazillus ist, wie wir gesehen haben, nicht das Wesen der Infektionskrankheit, berechtigterweise gilt er nur als ihr „Erreger". Der größte Tumor, die schnellste Massenentwicklung von Zellen, die, dem Körper fraglos unmittelbar eigen, in ihm zur Ausbildung kommt, der wachsende Fetus in utero stellt in diesem Sinne den Typus der Geschwulst dar, die lediglich durch ihr Wachstum keinen pathogenen Effekt für den Organismus herbeiführt.

II. Krankheitsentstehung und Kausalität.

Wissenschaftliche Forschung, soweit sie nicht rein deskriptive Ziele hat, erstrebt eine Erklärung der Erscheinungen zunächst unter dem Gesichtspunkt ihrer kausalen Zusammenhänge. Die Methoden der der Naturwissenschaft sind „kausalanalytisch". Besonders die medizinische Forschung tut sich etwas darauf zugute, daß ihre ganze Arbeitsrichtung sich mehr und mehr „ätiologisch" einstellt. Die Ergebnisse der Bakteriologie, die augenscheinlich für eine Reihe von Erkrankungen so einfach und unzweideutig die „Ursache" anzugeben erlauben, haben wohl in besonderem Maße hierfür richtungweisend gewirkt. Das krankhafte Geschehen, dessen Inhalte wir im vorigen Abschnitte zu erfassen suchten, ist ein Aufeinanderfolgen in der Zeit. Aufeinanderfolgen in der Zeit erweckt im menschlichen Geist den Wunsch, seine Notwendigkeit zu begreifen. Indem wir einen Vorgang „Ursache", einen darauffolgenden „Wirkung" nennen, meinen wir das Ganze des inneren Zusammenhangs begriffen zu haben. Kausalität gilt als Erklärung. Praktisch wenigstens genügt für unser Begreifen einer Vorgangskette ihre Unterordnung unter die Bezeichnung Ursache und Wirkung.

Wie weit im krankhaften Ablauf die Anwendung dieser Verknüpfungsbezeichnungen möglich ist, soll im Folgenden kurz erörtert werden.

Bei bestimmten Erkrankungsfällen läßt sich die Frage nach Ursache und Wirkung augenscheinlich sehr leicht beantworten: bei den traumatischen Erkrankungen, bei denen eine äußere ohne weiteres erkennbare Gewalt direkt in das Getriebe des Organismus verletzend und zerstörend hineingreift. Zertrümmert ein herabfallender Stein den Hirnschädel, vergiftet sich eine Person mit einer großen Menge Morphium, ertrinkt ein Mensch, der, des Schwimmens unkundig, sich nicht an der Oberfläche des Wassers halten kann und versinkt, so leuchtet es ein, daß außer den Gewaltwirkungen von außen, eine andere „Ursache" des für den Körper tödlichen Vorganges nicht gesucht zu werden braucht. Doch wird diese Möglichkeit sofort berechtigt, wenn die von außen einwirkende Gewalt in ihrer Intensität herabgemindert wird. Ist die Giftmenge an der oberen Grenze des im allgemeinen eben noch erträglichen gewählt, so hängt es sehr von dem Zustand der Ausscheidungsorgane des Menschen ab ob die Vergiftung leicht, schwer oder tödlich verläuft, auch davon, ob die Person vielleicht eine große Empfänglichkeit oder Überempfindlichkeit gegen diese besondere Sorte Gift besitzt, so daß auch bei intakter Ausscheidung die im Körper noch kreisenden Mengen genügen, schwere Erscheinungen herbeizuführen, schließlich davon, ob vielleicht durch vorhergegangene häufigere Anwendung des Mittels nicht schon eine gewisse funktionelle Anpassung eingetreten ist. Fällt ein kleinerer Stein aus geringer Höhe auf den Schädel herab, so wird es auf die Stärke der Hirnschale ankommen, ob es zum Bruch der Knochendecke oder zu einer vorübergehenden Gehirnerschütterung mit geringfügigen äußeren Verletzungen kommt. Ist die Zeit, während welcher der ins Wasser Gefallene von der Atmungsluft abgesperrt war, nicht sehr lang gewesen, so daß das Atemzentrum durch den zunehmenden Sauerstoffmangel seine Ansprechbarkeit noch nicht ganz verloren hat, so wird es möglich sein, ihn durch geeignete Wiederbelebungsmethoden noch zu retten. Dieser Zeitraum, innerhalb dessen die Ansprechbarkeit des Atemzentrums sich noch regelt, ist bei verschiedenen Individuen verschieden lang. Diese und ähnliche von außen kommenden (exogene) Geschehnisse kommen also als einzige Ursachen, welche die, die Leistungsdauer des Individuums aufhebenden tödlichen Veränderungen bewirken, nur dann in Betracht, wenn sie eine gewisse absolute Intensität haben, die über die höchstmögliche Widerstandskraft lebender Substanz hinausgeht. Wird diese Intensität nach unten überschritten, so stoßen wir auf eine **Multiplizität ätiologischer Faktoren** (Bauer[1])), d. h. auf eine Reihe verschiedener Umstände und Vorgänge, die in und außerhalb des betreffenden Organismus liegen können und erst in ihrer Gesamtheit den Enderfolg des Erkrankens eintreten lassen.

Nehmen wir als Gegenbeispiel eine akute innere Erkrankung: die Lungenentzündung. Bei der Analyse des Zustandekommens dieser Krankheit treffen wir auf folgende Faktoren: In allen Fällen können wir im Auswurf der Kranken ein Bakterium nachweisen,

---

[1]) Julius **Bauer**: Die konstitutionelle Disposition zu inneren Krankheiten. 2. Aufl. Berlin, Julius Springer. 1921. S. 1 ff.

den Pneumokokkus, der als „Erreger" der Krankheit gilt. In der Vorgeschichte des Erkrankten finden wir sehr häufig die Angabe, daß er kurz vor Beginn der Erkrankung einer Erkältung oder Durchnässung ausgesetzt war. Die Erfahrung hat weiter gezeigt, daß die Erkrankung sich mit Vorliebe bei Menschen entwickelt, die sich dieser Erkältung in einem Zustande leichter oder schwerer alkoholischer Vergiftung aussetzten. Da wir weiterhin wissen, daß der Pneumokokkus gar nicht selten im Auswurf und auf der Mund- und Rachenschleimhaut ganz gesunder Menschen gefunden wird, so müssen wir annehmen, daß sich noch in irgendeiner Weise das Lungengewebe verändert haben muß, so daß der Bazillus sich in ihm ansiedeln und vermehren konnte. Dieser Veränderung des Lungengewebes dürfte eine Veränderung im Blutserum der betreffenden Kranken voraus- oder parallelgehen, indem etwa in solchem Falle sich bei normalen Menschen findende Abwehrstoffe sich vermindern. Dazu kommt noch eine gewisse Bevorzugung einzelner Altersklassen, indem mit zunehmendem Alter Lungenentzündungen relativ häufiger oder auf geringere äußere Anlässe hin auftreten und andererseits auch schwerer verlaufen. Alles dies sind Momente, die für das Zustandekommen der ganzen Krankheit nicht belanglos sind. Es ist nicht ohne weiteres möglich, ein bestimmtes Moment als die einzige Ursache der Pneumonie hinzustellen. Das eine oder andere kann fehlen, aber nur ein einziger dieser Umstände führt nie eine Lungenentzündung herbei. Auch die beiden scheinbar wichtigsten: der Pneumokokkus und die Erkältung können sehr wohl beim gleichen Menschen zusammentreffen, ohne notwendigerweise die Krankheit hervorzurufen. Nehmen wir als weiteres Beispiel eine Stoffwechselkrankheit, den Diabetes melitus. Von dessen ursächlichen Faktoren wissen wir, daß er häufig familiär auftritt, daß er bestimmte Menschenrassen (Semiten) bevorzugt, daß geistige Überanstrengungen, oft auch ein seelisch erschütterndes Erlebnis das Erscheinen der krankhaften Störungen herbeiführt, daß hinsichtlich der vorausgegangenen Ernährung eher eine luxuriöse als eine karge Lebenshaltung sein Auftreten begünstigt, daß er auch gelegentlich nach körperlichen Unfällen oder nach Infektionskrankheiten sich einstellen kann — von keinem dieser und noch mancher anderer Umstände läßt sich im einzelnen Falle einer als die sichere Ursache der Erkrankung aufweisen, immer sind es mehrere. Manchmal wieder fehlt in der Vorgeschichte jedes faßbare Ereignis, das mit einiger Sicherheit als ausschlaggebend angeschuldigt werden kann.

Bei dieser Lage der Dinge ist es verständlich, daß sich ein lang andauernder Meinungsstreit über die Wertigkeit derartiger einzelner Faktoren für das Zustandekommen des ganzen Krankheitsbildes entspinnen konnte. Dieser Streit hat sich verdichtet zu der Gegenüberstellung zweier verschiedener Prinzipe, die heute vielleicht lebhafter denn je um die allgemeine Anerkennung ringen. Es sind dies der Konditionalismus und der Kausalismus.

Der Konditionalismus findet auf naturwissenschaftlich-medizinischem

Gebiet in dem Physiologen Verworn[1]) und dem Pathologen v. Hansemann[2]) seine konsequentesten Vertreter. Er besagt kurz folgendes: Jeder Vorgang in der Natur ist nicht von einer Seite bestimmt, sondern sein Zustandekommen ist abhängig von dem gleichzeitigen Zusammenwirken mehrerer Faktoren; diese Faktoren werden als die Bedingungen des Vorganges bezeichnet. Überall finden wir Zusammenhänge zwischen den Dingen und erkennen, daß jedes Ding selbst ein bedingtes ist und zugleich wieder eine Bedingung für ein anderes bildet. Die Forschung hat erkenntnismäßig so vorzugehen, daß sie die Bedingung eines Zustandes oder Ablaufes verfolgt und die Gesetzmäßigkeit der Abhängigkeitsverhältnisse der Dinge untereinander ermittelt. Mit der Erkenntnis sämtlicher Bedingungen hat sie auch den Zustand als solchen vollkommen erkannt und begriffen. Für eine „Ursache" bleibt neben diesen Bedingungen kein Platz. Wenn man den Begriff der Ursache in der Mehrzahl einführen wollte, so wird er identisch mit dem Begriff der Bedingung. Ein Ablauf oder Zustand ist somit die Summe seiner Bedingungen. Bringe ich Salzsäure auf kohlensaures Natron, so entweicht gasförmige Kohlensäure. Welches ist die Ursache dieses Vorganges? Nach Verworn sind beide Substrate des Vorganges gleich notwendige Bedingungen. Es gibt aber in diesem Experiment noch mehr entsprechende Bedingungen für das Zustandekommen der Kohlensäureentwicklung, wie z. B. das Wasser als Lösungsmittel, eine gewisse Temperatur, ein gewisser atmosphärischer Druck. Ist eine von diesen Bedingungen nicht erfüllt, so tritt keine Kohlensäureentwicklung ein. Diese Bedingungen sind also sämtlich gleichwertig, weil sie sämtlich gleich notwendig sind. In diesem Satz von der effektiven Äquivalenz aller Bedingungen gipfelt die konditionistische Anschauung. Verworn erstrebt in dieser Ableitung die Möglichkeit einer Anlehnung biologischer Formulierungen an die Mathematik, die sich vollkommen exakt und damit konditionistisch ausdrückt, indem sie sagt: Wenn zwei Größen einer dritten gleich sind, sind sie untereinander gleich — nicht etwa, weil zwei Größen einer dritten gleich sind. Der Kausalbegriff muß also aus der exakten Naturwissenschaft eliminiert werden. Bei v. Hansemann wird der medizinische Konditionismus folgendermaßen formuliert: „Wenn man die Entstehung der Erkrankung erforschen will, kommt es ausschließlich darauf an, diejenigen Bedingungen zu erforschen, die in einer bestimmten Zeit eingewirkt haben." Das deckt sich völlig mit Verworns Anschauungsweise, zeigt aber in dieser Formulierung den logischen Fehler sehr schön, denn, um mit Martius zu reden, Bedingungen wirken nicht ein, aber unter bestimmten Bedingungen wirkt die Ursache ein. Dieser Einwurf zeigt schon eine schwache Stelle der konditionistischen Anschauungsweise. Die Be-

---

[1]) Max Verworn: Kausale und konditionale Weltanschauung. Jena, Fischer. 1912.

[2]) v. Hansemann: Über das konditionale Denken in der Medizin. Berlin, Hirschwald. 1912.

dingungslehre ist nur möglich als Ausfluß der Idee der Kausalität. Zwischen Bedingung und bedingtem Vorgang besteht eine Beziehung, die sich nur auf Grund eines Kausalzusammenhangs als notwendig erfassen läßt. In dieser Hinsicht handelt es sich gegenüber der reinen Kausalanschauung nur um eine Umbenennung der Dinge. Die Bedingungen sollen nach Verworn aber nun nicht nur gleich notwendig, sondern bezüglich des Zustandekommens des Effektes gleichwertig sein. Auf den hier zutage tretenden logischen Irrtum hat besonders Roux[1]) in klarer, überzeugender und ausführlicher Weise hingewiesen. Haben wir in einem Parallelogramm der Kräfte eine größere und kleinere Komponente, die eine bestimmte Resultante ergeben, so sind beide für den bestimmten Effekt (die besondere Richtung der Resultante) zweifellos gleich notwendig, dennoch kann der kleinere Anteil der kleineren Komponente an dem Resultat nicht übersehen werden. Diese tatsächliche Inäquivalenz der Faktoren bedingt einen qualitativen Unterschied hinsichtlich der Mitwirkung des einzelnen Faktors am Gesamtergebnis. Der Satz der Inäquivalenz der Faktoren hat zu lauten: Jeder irgendwie in Qualität, Größe, Richtung, Ort usw. anders beschaffene Faktor eines Geschehens übt eine dieser Verschiedenheit entsprechende andere Wirkung aus und hat einen dementsprechenden anderen Anteil an dem Geschehen. Hieraus ergibt sich die Unersetzlichkeit eines Faktors durch einen nicht ganz identischen anderen Faktor (Roux).

Durch diese Überlegungen und die Erfahrungen bei kausalanalytischer Betrachtung der entwicklungsmechanischen Vorgänge kommt Roux dazu, besonders auf Grund des Inäquivalenzsatzes mehrere Arten ursächlicher Faktoren zu unterscheiden: Daraus, daß die als äußere bezeichneten Bedingungen des Entwicklungsgeschehens eines Lebewesens: Wärme, Sauerstoff, Nahrung usw., immer dieselben sind, während doch z. B. das Produkt der Entwicklung eines Eies sich ständig ändert, geht schon hervor, daß die dritte Bedingung, das Ei, den beiden anderen nicht gleichwertig sein kann, sondern daß es dasjenige ist, was die Verschiedenheit im Entwicklungserfolg bestimmt. Bei diesem Prozeß wird aber unter allen Umständen etwas der Art Entsprechendes hervorgebracht, die Faktoren, welche dieses typisch bestimmen, müssen also in der Eizelle vorhanden sein. Sie bezeichnet Roux als Determinationsfaktoren. Sie sind nicht nur notwendig, sondern bestimmen auch die Qualität des Geschehens. Die Realisationsfaktoren sind zum Zustandekommen des ganzen Vorganges zwar notwendig, bestimmen aber nicht die Qualität. Sie fallen vielfach zusammen mit dem auch von Anderen gebrauchten Begriff der auslösenden Ursache. Weiter lassen sich Faktoren abgrenzen, die bis zu einem gewissen Grade zwar notwendig sind, insofern sie sich aus dem einmal zustandegekommenen Produkt nicht

---

[1]) W. Roux: Über kausale und konditionale Weltanschauung usw. Leipzig, Engelmann. 1913.

hinterher entfernen lassen, die aber doch in hohem Grade variabel sind und das Typische eines Vorganges nicht beeinflussen. Hierher gehört z. B. die Einwirkung der Schwerkraft auf die Entwicklung der Eier, der eine bestimmte für die Entwicklung nötige Einwirkung zugesprochen war. Es sollte z. B. das Rückenmark sich immer aus solchen Teilen bilden, die in der betreffenden Entwicklungszeit gerade oben lagen. Experimentell konnte Roux feststellen, daß diese Einwirkung der Schwerkraft auf die Teile der Eisubstanz nicht in notwendigem Zusammenhange mit der späteren Entwicklung des Embryo steht. Durch dauernde Rotation der sich entwickelnden Zellen konnte das keimende Ei sozusagen „degravitiert" werden, so daß bestimmte Teile einer dauernd bestimmt gerichteten Schwerkraftswirkung entzogen wurden. Die Entwicklung der Eier zu normalen Embryonen vollzog sich ohne Störung. Derartige äußere Momente werden als akzessorische Faktoren bezeichnet. Durch alle übrigen örtlichen, zeitlichen Bestimmungen, zu denen noch die Faktoren der Intensität, der Richtung, der Zahl der Vorgänge usf. hinzukommen, wird die Summe dieser akzessorischen kausalen Faktoren noch ergänzt und in mannigfache, hinsichtlich des Gesamteffektes ungleichwertige Ursachen aufgelöst.

Martius[1] stützt sich auf die Ausführungen Hueppes, wenn er den Ursachenbegriff in der medizinischen Wissenschaft zu Vorgängen in Analogie setzt, die der energetischen Mechanik entstammen. Der Ursachenbegriff der Naturwissenschaft deckt sich mit dem Begriff der potentiellen Energie. Die Ursache ist in den inneren Einrichtungen des biologischen Systems zu suchen, die von äußeren Einflüssen unabhängig zunächst als einfach gegeben anzusehen sind. Die ausreichende Ursache für Krankheiten liegt nur im Bau des menschlichen Körpers. Die Ursache des pneumonischen Erkrankens ist demnach nicht etwa der Diplokokkus, nicht die Erkältung, sondern die im Moment der Entstehung vorwaltende besondere Konstellation in dem inneren Zusammenhange des menschlichen Organismus, also stets etwas endogenes. Nach der Bezeichungsweise Roux's ist die Ursache von Martius der Determinationsfaktor. Martius legt anscheinend einen besonderen Wert auf die sachliche und dingliche Auffassung der „Ursache" als „res prima" und gerade nach dieser Seite hin ist seine Auffassung nicht ganz befriedigend. Das Gesetz der Kausalität bezieht sich ausschließlich auf Vorgänge und Abläufe, d. h. auf Veränderungen, die sich an den Dingen in der Zeit abspielen. Ohne diesen Faktor Zeit hat der Ursachenbegriff keinen Sinn. Man kann nicht sagen, daß ein Ding die Ursache eines anderen Dinges ist, also etwa die Lunge die Ursache der Pneumonie. Bei dieser Formulierung wird der Begriff des Wirkens in einer kausalen Verbindungsreihe übersehen, ohne den Kausalität ihren erklärenden Charakter verliert.

J. Bauer[2] hat nun versucht, die sich so schroff gegenüberstehen-

---

[1] Martius: Konstitution und Vererbung. Berlin, Julius Springer. 1914. S. 19 ff.
[2] l. c.

den Ansichten des Kausalismus und des Konditionalismus miteinander zu verschmelzen. Wird bei einer traumatischen Erkrankung (z. B. einer Zyankalivergiftung) die Giftdose so gewählt, daß sie gerade an der Toleranzgrenze liegt, so ist das Gift nicht mehr, wie im Falle tödlicher Dosierung, Ursache, sondern Bedingung des Erkrankens, weil eine große Reihe anderer Umstände (Ausscheidungsvorgänge, Empfänglichkeit usw.) eine erhebliche Rolle für den Enderfolg dabei spielen. Da es aber zu dem ganzen Verlauf der Erkrankung in einem notwendigen Verhältnis steht, so wird man der Sachlage gerecht, wenn man in diesem Fall von „obligater Bedingung" spricht. Je nach der Zahl und Art der mitbeteiligten Faktoren kann ein bestimmter Faktor begrifflich alle Übergänge aufweisen von einer ersetzbaren (substituierbaren) Bedingung bis zur Ursache. Diese letzte Qualität würde man also einem Faktor dann zuerkennen, wenn seine Intensität allein für den Ablauf des Vorganges den Ausschlag gibt. Es ist einleuchtend, daß dieser Standpunkt praktisch die Differenzen recht glücklich löst. Es handelt sich dabei im Grunde um einen etwas modifizierten Konditionalismus, der die Gleichwertigkeit der Bedingungen für den Endeffekt ablehnt, und in besonderen Fällen eine einzige Bedingung umbenennt. Es gelten demnach die Einwendungen gegen den Standpunkt Verworns auch gegen den eben geschilderten, wenigstens so weit es sich um Fälle von erheblicherer Multiplizität der Faktoren handelt. Gerade aber diese fordern eine kausalanalytische Betrachtung, die auch den dynamischen Verhältnissen besser gerecht wird als die Auffassung der Faktoren als Bedingungen. Eine Bedingung existiert nur, in der Kausalreihe supponieren wir aber Wirkungen. Dies aktiv-dynamische Moment kommt begrifflich nur bei Anwendung des Ursachenbegriffs zur Geltung. Daß bestimmte Wirkungen klein sein können, darf nicht dazu führen sie zu übersehen. Eine Interferenz verschiedenwertiger und verschiedenartiger Kausalverknüpfungen macht erst den ganzen Vorgang aus, und daß allen diesen Vorgängen eine innere, gleichsam dynamische Tendenz anhaftet, stempelt ihren zeitlich zu erkennenden Ausgangspunkt zur Ursache. Uns scheint daher, bei aller Anerkennung des geschickt angelegten Kompromisses, die konsequente Auffassung von Roux richtiger.

Auf Weiteres einzugehen erübrigt sich. Die medizinische Literatur der letzten Jahre hat noch manchen durchdachten Beitrag zum Kausalitätsproblem gebracht, ein Zeichen dafür, wie beunruhigend die Unsicherheit in diesen Dingen doch wirkt, aber eine Einigung auf eine bindende Formulierung ist nicht erreicht. Die Unübersehbarkeit und qualitative Mannigfaltigkeit der Bedingungen eines biologischen Vorganges führten schon vor längerer Zeit Ernst Mach[1] dazu, den Ursachenbegriff ganz aus der naturwissenschaftlichen Betrachtungsweise zu streichen und an seiner Stelle den mathematischen

---

[1] Mach: Die Analyse der Empfindungen. Jena, Fischer. 1911. 4. Aufl. S. 74—83.

Begriff der Funktion zu empfehlen. Es ist unmöglich, irgendein physiologisches oder biologisches System als ganz von der übrigen Welt isoliert aufzufassen. Mittelbare oder unmittelbare Abhängigkeiten lassen sich bei jedem unserer Erkenntnis zugänglichen Vorgang nachweisen. Demnach können alle genau und klar erkannten Abhängigkeiten als gegenseitige Simultanbeziehungen aufgefaßt werden. Den Begriff der Ursache bezeichnet Mach als einen primitiven und vorläufigen Notbehelf. Das Funktionale veranschaulicht die gegenseitige Abhängigkeit zweier Vorgänge. Es beseitigt das Primat eines einzigen Gliedes der Vorgangskette als „Ursache" und vermeidet es, den in der Kausalitätsanschauung unumgänglichen aber ebenso unvorstellbaren, als „dynamisch" mehr empfundenen als beobachteten Wirkungsfaktor in die Betrachtung einzubeziehen. Hueppe hat diesen Vorschlag für die Medizin aufgenommen und für die Verhältnisse der Krankheitsentstehung so formuliert: Man muß annehmen, daß die Krankheit ein energetischer Prozeß sei, der sich definieren läßt als eine Funktion der veränderlichen Prädisposition, des veränderlichen Reizes (Erreger) und den veränderlichen äußeren Bedingungen. Jeder dieser Faktoren kann von Null bis Unendlich variieren. Als mathematische Formel gefaßt, läßt sich folgender Ausdruck gewinnen: $K = F$ (P. R. A), wobei K die Krankheit, P die Prädisposition (die sich in P und P_1 d. h. ererbte und erworbene Prädisposition teilen läßt), R den Reiz, A die Summe der äußeren Bedingungen darstellt. Bei dieser Formulierung tritt der Komplex des ganzen Geschehens klar vor Augen, ebenso wie die Notwendigkeit der einzelnen Faktoren für das Ganze. Wird nur einer dieser Faktoren $=$ Null, so kann K nicht zustande kommen. Das Endergebnis läßt sich nach Maßgabe der Qualität und Quantität der einzelnen Faktoren klar übersehen und abgrenzen. Die Formel besteht fraglos zu Recht, auch wenn es nicht möglich sein sollte, alle biologischen Qualitäten auf Zahlenwerte zu reduzieren.

Brugsch[1]), der auf Grund rein dynamischer Vorstellungen zu einer anderen formelhaften Einkleidung des Krankheitsvorganges kommt, glaubt der erörterten Formulierung die Geltungskraft absprechen zu sollen. Die Disposition sei eine negative Größe und, da sie nur einen Teil der inneren Bedingungen darstelle, gehöre sie nicht in eine allgemeine Krankheitsformulierung hinein. Nur wenn die „resistente" Konstitution an Resistenz einbüße, entstünde Disposition. Wie wir später sehen werden, können wir gar nicht umhin, der Disposition eine sehr positive Realität zuzuerkennen. Jeder Mensch besitzt eine irgendwie gerichtete Disposition. Nur im Sinne einer idealisierenden Konstitutionsauffassung kann Brugschs Ansicht Allgemeingültigkeit beanspruchen. In der Richtung der früher entwickelten Personalpathologie ist es zweifellos möglich, die Disposition in einer allgemeinen Krankheitsformulierung zu berücksichtigen, ja, man kann ihrer

---

[1]) Brugsch: Allgemeine Prognostik. Berlin. 1918. S. 13ff.

überhaupt nicht entraten, da ohne sie, auch wenn man sie als einen Teil der Konstitution mit „negativem Vorzeichen" betrachtet wissen will, Krankheit nicht entstehen kann, wenn man von den oben besprochenen traumatischen Erkrankungen absieht. Brugsch faßt die Krankheit als eine „Funktion des Ausgleichs zwischen inneren und äußeren Bedingungen" auf — daraus ist doch wohl kaum ein erheblicher Gegensatz zu Hueppes Formulierung zu ersehen. Beide fordern funktionale Betrachtungsweise in der Naturwissenschaft — das ist das Wesentliche und nicht die Nomenklatur der in die Rechnung einbezogenen Faktoren.

Machen wir uns aber nun klar, daß diese ganzen Ableitungen nur eine wesentlich theoretische Bedeutung haben, daß sie praktisch nur die Erkenntnis stützen, daß das Zustandekommen eines krankhaften Geschehens ein ungeheuer komplizierter Vorgang ist, der überhaupt nie auf einen einzigen bestimmten Umstand der räumlich-zeitlichen Umgebung zurückgeführt werden kann. In der Natur findet sich die Scheidung in wesentliche und unwesentliche Faktoren nicht. Unsere Anschauung legt diese Ordnung der Dinge ihnen erst unter. Beobachtet werden nur unabänderliche Folgen in der Zeit. Ordnen wir diese Geschehnisse in ein Kausalverhältnis, sei dieses nun dynamisch gefärbt, konditionistisch oder nach Analogie zur potentiellen Energie der Mechanik ausgedrückt, so tun wir nichts mehr, als den Vorgang in einer anderen Sprache zu wiederholen. Wir scheinen kausal zu begreifen, wenn wir eine unabänderliche Folge beobachten. Doch das Wesen dieser notwendigen Verknüpfung wird durch die Bezeichnung der Verbindung zweier Vorgänge als „kausal" gar nicht berührt. Alle Kausalitätsbetrachtung, bediene sie sich jeder beliebigen Nomenklatur, arbeitet mit Fiktionen[1]). Es bedeutet philosophischen Dogmatismus, Denkkategorien, wie der der Kausalität, mehr Erkenntniswert einzuräumen, als sie geben können. Für unsere Probleme erschöpft sich der Wert der Kausalitätsbetrachtung mit dem Ergebnis der Einordnung der Phänomene in unseren Vorstellungskreis. Verbinden wir mehr damit, glauben wir etwa mit der Aufzeigung der „Ursache" dem Vorgang wesentlich näher gekommen zu sein, ihn „begriffen" zu haben, so begehen wir einen Fehlschluß. Die Tatsachen erfahren keinen Zuwachs durch eine kausale Bezeichnungsweise und so kann auch nur die mathematisch-funktionale Nomenklatur das reine Geschehen am besten zur Anschauung bringen.

Hier scheiden sich Theorie und Praxis. Der reine Wissenschaftler wird immer dem fiktionalen Charakter jeglicher ursächlicher Verknüpfung Rechnung tragen müssen, wenn anders er nicht auf dem halben Wege zu seinem Problem stehen bleiben will. Der Praktiker kann und braucht nicht so weit zu folgen. B. Fischer[2]) zeigt hier

---

[1]) Vgl. H. Vaihinger: Die Philosophie des Als Ob. 4. Aufl. S. 317 ff.
[2]) Münchener med. Wochenschr. 1919. Nr. 35. S. 985.

den fraglos gangbaren Weg, der zwar einem rein „utilitaristischem" Prinzip (J. Bauer) entspricht aber doch dem gewohnten und im täglichen Gebrauch auch unausweichlichem Kausalitätsbedürfnis entgegenkommt. Der subjektive Standpunkt und die Absicht des Fragestellers ist für die Beantwortung der kausalen Frage ausschlaggebend. Bei einem Unglücksfall z. B. ist derjenige Umstand für uns die Ursache, dessen Änderung oder Verhinderung das Unglück verhütet hätte. In unserem vorher angezogenen Vergiftungsbeispiel ist für den Mediziner die Ursache des Todes die Art und die Menge des Giftes, für den Juristen kann sie in der Absicht der Person, sich zu töten, oder etwa in ihrer Fahrlässigkeit, für den Pädagogen oder Psychologen in dem geistigen Zustande, der der Vergiftung vorausging, gesucht werden.

Der Inhalt des Ursachenbegriffs wechselt mit dem Standpunkt des Fragestellers bei dem gleichen Vorgang. Danach wird auch für den ätiologisch denkenden und entsprechend handelnden Arzt sich der Inhalt seiner Ursachen häufig ändern müssen, weil er immer das Ergebnis der augenblicklichen ätiologischen Forschung darstellt. Diese Ursache entspricht seinem, wenn auch fiktionalem Verständnis, sie beherrscht sein praktisches Handeln, dessen Anforderung er gerecht werden muß.

Reine Wissenschaft ist durch solche Gesichtspunkte aber nicht berührt. Deren Aufgabe ist zunächst nur Erkenntnis. In diesem Bereich darf sie Fiktionen einen Erklärungswert nicht zuerkennen, den sie, ihrer Natur nach nicht geben können. Die zweite, aber untergeordnetere Aufgabe der Wissenschaft besteht in der Einordnung der beobachteten Phänomene. Hier bedient auch sie sich, aber immer ihrer Vorläufigkeit und Primitivität bewußt, der Kausalitätsfiktion. Nur nicht in dem Sinne, nun damit einen neuen Erkenntnisinhalt gegeben zu haben.

Aber die praktische Heilkunde ist ja auch keine Wissenschaft. Wir müssen Rich. Koch[1]) ganz unbedingt darin beistimmen, daß und wie er diesen Nachweis geführt hat. Die Heilkunde ist zweckmäßiges Handeln, aufgebaut auf Erkenntnissen, die reines Erkennen geliefert hat. Zweifellos sind die Naturwissenschaften Wissenschaft, solange sie nicht zweckbewußt „angewandt" werden. Jede Anwendung, die einen Zweck voraussetzt, liegt nicht mehr im Wesen der Wissenschaft, für die Wissen Selbstzweck und Endzweck ist.

Die allgemeine Richtung der Heilkunde liegt gar nicht im Wissen, für sie besteht genau genommen nicht das Problem in der Erkenntnis der Dinge weiterzukommen. Für sie besteht nur die notwendige Aufgabe, den kranken Menschen zu heilen. Eine Heilkunde gab es immer, lange vor jeder Naturwissenschaft. Die Befriedigung eines ganz primitiven, immanenten Bedürfnisses zu helfen, das Schweninger[2])

---

[1]) Richard Koch: Die ärztliche Diagnose. 2. Aufl. Wiesbaden, Bergmann. S. 53 ff.

[2]) Ernst Schweninger: Der Arzt. In der Sammlung: Die Gesellschaft. Herausgeg. von M. Buber, Frankfurt. 1907. S. 9 ff.

aus einem naiven „Beziehungsempfinden" ableitet, liegt der Heilkunde zugrunde, nicht der Hunger nach Erkenntnis. Wenn man von allem später hineingebrachten sittlichen Gehalt absieht, so läßt sich dieser Grundzug als reine Menschlichkeit auffassen, die aus der Erfahrung bestehender gegenseitiger Wechselbeziehungen zwischen den Menschen geflossen ist. Für den Arzt ist nur der Erfolg der Therapie Lebensinhalt und Ziel — der Weg, auf dem das erreicht wird, ist gleichgültig. Der Arzt bedient sich jeden Mittels, das ihm die zeitgenössische Kenntnis der Naturvorgänge als möglicherweise für das zu erreichende Heilergebnis zweckmäßig an die Hand gibt. Vor Jahrhunderten behandelte man die Epilepsie mit dem Exorzismus, heute mit Brom und Luminal, die Syphilis mit heißen Bädern, heute mit Salvarsan. Die zweckmäßigeren Mittel hat der Naturforscher geliefert und liefern können, seitdem die Lehre vom Krankwerden ein Teil der vorurteilslosen Forschung geworden ist. Der gute Arzt ist nicht ohne weiteres mit dem guten Naturforscher identisch. Daß beide Fähigkeiten in derselben Person vereinigt vorkommen, ist sogar selten. Der bessere Arzt ist fraglos der, der die naturwissenschaftliche Denkweise sich umfassend zu eigen gemacht hat und so in der Lage ist, deren Erfahrung folgerichtig zu verwerten. Aber er darf nicht vergessen, daß alle Naturwissenschaft für ihn nur ein Hilfsmittel bleibt, auch ohne sie ist das reine Arzten nicht sinnlos. Das Fehlen der heutigen Kenntnisse stellt nicht die Existenz der Heilkunde überhaupt in Frage, nur ihre Form würde sich ändern. Die Medizin ist nicht etwa eine Tochterwissenschaft der Naturwissenschaft, man möchte fast eher das umgekehrte behaupten. In ihren Grundtendenzen ist die Heilkunde dasselbe geblieben, was sie von jeher war und immer bleiben wird: zweckmäßiges Handeln um Kranken zu nützen. Der wissenschaftliche Anschauungsgehalt wechselt, ihre Tendenz bleibt ewig gleichgerichtet.

Eine übliche Betrachtung faßt die Heilkunde als eine „Kunst" auf, indem man dabei meint, daß zu der rein technischen Beherrschung einer Methode, zu dem rein „Handwerksmäßigem" noch ein persönliches, rational nicht recht faßbares Moment seelischer Natur hinzukommt, das der praktischen Ausübung eben diese künstlerische Prägung verleiht. Dieses „Mehr" drückt Koch[1]) so aus: „Es besteht, wie ich glaube, darin, daß beim Wahrnehmen, Vorstellen und Äußern sowohl, in der künstlerischen, als in der ärztlichen Tätigkeit Bewußtsein und Wille eine gewisse Dämpfung erfahren können, und daß dadurch das Spiel der Rezeptionen und Reaktionen intensiver, richtiger, harmonischer ablaufen und im Effekt über das sonst Erreichte hinausgehen kann, also schöpferisch wirkt." Natürlich ist das etwas metaphorisch, nur in einer Annäherung ausgedrückt, aber es kommt in dieser Umschreibung jenes, oft als intuitiv bezeichnete Moment zur Geltung, das man von jeher im ärztlichen Tun herausfühlte.

---

[1]) l. c. S. 63.

Da nun also Heilkunde nicht Wissenschaft, sondern ein zwecktätiges und zweckbewußtes Handeln ist, muß ihrer Praxis ohne weiteres die Anwendung von Kausalprinzipien zugestanden werden. Kausalität, zeitlich umgeordnet, ergibt Finalität. Die Begriffe Wirkung und Zweck unterscheiden sich wesentlich nur durch den Ausgangspunkt der Betrachtung einer Reihe, die zu ihnen führt. Eine Zwecksetzung ist nicht möglich, wenn nicht ein Ausgangsvorgang als Ursache erkannt und gekennzeichnet wird. Zwecksetzung bedeutet die Vorwegnahme im Bewußtsein eines mit dem gegenwärtigen in kausalem Zusammenhange stehenden Zustandes mit der Absicht, ihn bewußt herbeizuführen. Alles das hat mit Erkenntnis und reinem Anschauen nichts zu tun. Es handelt sich vielmehr um Funktionen des Willens und aus diesen sich ergebende Handlungen.

Demnach ist kausales Denken in der Ausübung der Heilkunde nicht nur möglich, sondern notwendig und unabweisbar.

III. Die klinische Bedeutung des Konstitutionsbegriffs.

Man hat mit dem Begriff Konstitution von jeher diejenigen Umstände zu umschreiben gesucht, welche dem anatomischen Aufbau und der physiologischen Leistung eines bestimmten Einzelwesens den persönlichen Charakter aufdrücken. Eine wesentliche Quelle des Konstitutionsbegriffs in der Pathologie ist die Tatsache, daß die praktische Medizin es im Gegensatz zu den exakten Naturwissenschaften, Physik und Chemie, mit Objekten zu tun hat, die Individualgeltung haben. Damit ist gesagt, daß die Konstitutionslehre nichts mehr und nichts weniger anstrebt, als diejenigen somatischen und funktionellen Differenzen faßbar und erklärbar zu machen, welche die einzelnen Menschen voneinander unterscheiden. Die Konstitutionspathologie ist die Pathologie der Person[1]). Es hat dem Konstitutionsgedanken in früheren Zeiten Eintrag getan, daß die Kriterien, auf Grund deren man eine bestimmte Konstitution annahm, mehr oder weniger unbestimmter und allgemeiner Natur waren. So kann man auch heute noch mit den Begriffen, mit denen das Volk rechnet, in dem es von starker und schwacher, robuster und zarter Konstitution redet, wissenschaftlich nichts anfangen. Nicht viel mehr ist der Erkenntnis gedient, wenn man einem Menschen, der einen Schlaganfall erleidet, eine apoplektische Konstitution, einem Leberleidenden eine biliöse Konstitution zuschreibt. Es handelt sich bei derartigen Klassifizierungen nur um eine tautologische Umschreibung des krankhaften

---

[1]) Auf die ganz breit angelegte und ungemein beziehungsreiche Darstellung, die Friedrich Kraus in seinem neuesten Werk (Die allgemeine und spezielle Pathologie der Person. Klinische Syzygiologie. Leipzig, Thieme. 1919) diesem Problem widmet, kann in diesem Zusammenhange nur hingewiesen werden.

Geschehens, das uns im einzelnen Falle die Frage nach der Notwendigkeit des krankhaften Vorganges nicht beantwortet.

Nachdem besonders zu Ende des 19. Jahrhunderts die Konstitutionspathologie unter dem Einfluß bakteriologischer Erkenntnis, die der Ausbreitung eines extremen äußerlichen Ätiologismus für alle Zweige der Medizin den Weg zu bereiten schienen, jeden Boden verloren hatte, macht sich in dem jüngst vergangenen Jahrzehnt eine lebhafte Reaktion geltend. Konnten einzelne Bakteriologen gegenüber der anscheinend überwältigenden pathogenetischen Wichtigkeit des Bazillus der Ansicht sein, daß wenigstens für die Infektionskrankheiten der krankheitserzeugende Mikroorganismus alles und der befallene Mensch nichts sei, wurden Forscher, die trotzdem dem Vorhandensein einer persönlichen Disposition das Wort redeten, eines mittelalterlichen Mystizismus beschuldigt, so ist man doch heute verhältnismäßig rasch und weitgehend über diese Ansichten hinausgekommen.

Die Rückkehr zur Individualbetrachtung in der Pathologie, der immerhin der praktische Arzt niemals hat entsagen können, konnte aber in der wissenschaftlichen Medizin nur erfolgen, nachdem der Konstitutionsbegriff sich allen vagen, pleonastischen Inhalts entledigt hatte. Die Konstitutionspathologie, als deren Wiederbegründer wir in erster Linie Friedrich Martius[1]) und Ottomar Rosenbach[2]) anerkennen müssen, geht heute genau so exakt und empirisch vor, wie irgendein anderes naturwissenschaftliches Forschungsgebiet.

Ihre Bedeutung ergibt sich am eindringlichsten aus der einfachen Grundfrage, die sie sich in jedem Falle einer einzelnen Erkrankung vorlegt: Warum erkrankt gerade dieser Mensch an dieser Erkrankung und warum verläuft sie gerade in diesem Fall so und nicht anders? Ihr Bestreben geht dahin, den Einzelfall pathogenetisch so weit zu analysieren, daß der Komplex von individuellen Besonderheiten, den das Einzelwesen darstellt, soweit auf allgemeine Gesetze biologischen Geschehens zurückzuführen, daß die einzelne Person und ihre Erkrankung als ein notwendiger Zusammenhang begriffen werden kann. Die Konstitutionspathologie will demnach den Zufall der Individualität aufklären und ihn als nicht zufällig, sondern von einer Summe von erkennbaren notwendigen Kausalreihen abhängig erklären. Wie denn überhaupt diese Tendenz den Grundzug aller wissenschaftlichen Betätigung darstellt.

Daraus folgt, daß die Konstitutionspathologie nicht eine klinische Hilfswissenschaft darstellt, sondern daß die ganze Summe alles biologischen Wissens in ihren Dienst gestellt wird, um den Einzelfall einer persönlichen Erkrankung zu begreifen. Sie ist nicht Hilfsdisziplin oder Ergänzungswissenschaft, sondern sie ist die Grundlage, von der aus überhaupt nur ein lückenloses Erfassen des Krankheitsgeschehens möglich ist.

---

[1]) Vgl. bes. Friedrich Martius: Konstitution und Vererbung. Berlin, Julius Springer. 1913.

[2]) O. Rosenbach: Grundlagen, Aufgaben und Grenzen der Therapie. Wien u. Leipzig. 1891.

Diese überragende Stellung kann man dem Konstitutionsgedanken nur deshalb einräumen, weil der Inhalt dieser Wissenschaft ein durchaus exakter und mit wissenschaftlichen Methoden erkennbarer geworden ist.

Wir haben vorher feststellen können, daß schon dem Begriff der lebenden Substanz das Zuständliche durchaus fremd ist, daß vielmehr in ihr nichts Stabiles, sondern nur eine unendliche Folge von Abläufen gefunden werden kann. Wenn wir zunächst einmal unter der Konstitution des Einzelwesens schlechthin das „So-sein" erfassen wollen, so bedarf diese Feststellung unbedingt der Ergänzung durch den Nachweis des Werdens dieses Zustandes. Die heutige Konstitutionspathologie konnte nur so zu einer diskutablen Grundlage jeglicher Klinik werden, daß sie die Ergebnisse der Entwicklungs- und Vererbungsforschung des letzten halben Jahrhunderts als notwendige Hilfswissenschaft in sich einbezog. Die Erkenntnis des Zustandes einer Person erweitert sie zum Begreifen des notwendig Gewordenen innerhalb des personellen Zusammenhangs. Die Frage nach der Konstitution des Menschen schließt demnach die Frage nach seiner biologischen Herkunft ein. In der Redeweise der theoretischen Vererbungswissenschaft darf die Pathologie nicht nur am Phänotypus haften bleiben, sondern muß die genotypische Bedingtheit in jedem einzelnen Falle in Erwägung ziehen. Hierdurch erweitert sich die konsequent durchgeführte Personalbetrachtung in der Pathologie zu einer Diskussion des Problems der Konstitution der Menschheit, die notwendigerweise den ganzen Umkreis alles phylogenetisch Gewordenen umfassen muß. So wird die scheinbar rein ärztliche Frage nach der Konstitution des Individuums zu einem Zentralproblem der Biologie überhaupt.

Eine Definition des Begriffs Konstitution läßt sich nur geben unter Einbeziehung der Entwicklungsgeschichte. Dasjenige materielle Substrat, auf das die persönliche Konstitution zurückgeführt werden kann, ist das Keimplasma. Die Lehre Weismanns von der Kontinuität des Keimplasmas ist zugleich der Ausgangspunkt der gesamten Konstitutionspathologie. Wir verstehen demnach unter Konstitution die Summe aller morphologischen, funktionellen und regulatorischen Eigenschaften des Somas und der Psyche, die im Moment der Befruchtung im einzelnen bestimmt wird und die im Laufe der persönlichen Entwicklung zur Ausbildung gelangt. Wir erteilen dadurch dem Konstitutionsbegriff einen streng endogenen Charakter.

Mit der Aufzählung derjenigen Eigenschaften einer Person, die ihr von ihrer Aszendenz überkommen sind, haben wir aber in vielen Fällen noch nicht alle Individualeigenschaften erschöpft, sondern es kommen immer noch persönlich erworbene hinzu, andere können im Lauf des persönlichen Lebens eine Änderung erfahren. Diese Eigenschaften fassen wir nach dem Vorschlag des Anatomen Tandler[1])

---

[1]) Zeitschr. f. angew. Anatomie u. Konstitutionsforsch. Bd. I. Nr 1.

unter dem Sammelbegriff der Kondition des Individuums zusammen. Über die Prägnanz dieser Bezeichnung kann man streiten, da man gewohnt ist unter Kondition zunächst wohl etwas Außerpersönliches zu verstehen. Sie hat sich aber in der Literatur sehr rasch eingebürgert, so daß sie beibehalten werden mag. Das Konditionelle einer Person gehört deshalb nicht zu seiner Konstitution, weil es nicht direkt in sein Keimplasma übergeht, sich nicht vererbt, andererseits ist es aber möglich, daß es (in einigen Beziehungen) die Konstellation oder auch die Qualität der Erbeinheiten in irgendeiner Weise beeinflussen kann. Die Gesamtheit von konstitutionellen und konditionellen Eigenschaften faßt Bauer in dem Begriff der „individuellen Körperverfassung" zusammen.

Zur Kondition gehören also alle Veränderungen im Körper, die durch Einflüsse der Ernährung, der sozialen Lage, durch geographische Bedingtheiten (Verlust der Resistenz gegen Erkältungskrankheiten im Tropenklima u. v. a.), herbeigeführt werden. Jede Krankheit bewirkt eine konditionelle Veränderung, die zwar in einem Fall anscheinend restlos verschwindet, im anderen mehr oder minder merkbare Spuren hinterläßt. Außer von Narben im morphologischen Sinne kann man auch übertragen von funktionellen Narben reden. Der kompensierte Klappenfehler ist eine morphologische Narbe, die heute häufig beobachtete Anazidität des Magens nach überstandener Ruhr eine funktionelle. Die nach Infektionskrankheiten vorhandene aktive Immunität ist ebenso eine konditionelle Veränderung. Kaum irgendein Ereignis geht am betroffenen Körper gänzlich spurlos vorüber (man denke auf psychischem Gebiet an die Freudsche Auffassung von der Bedeutung infantiler Erlebnisse für das spätere Seelenleben), alle diese Spuren physischer und psychischer Art bilden in ihrer Gesamtheit die Kondition des Menschen. Natürlich ist die Krankheit nur insofern etwas Konditionelles, als sie einen exogenen Faktor in der Entstehung aufweist und eine Veränderung des Körpers bewirkt, der Entstehungsmechanismus selbst ist immer aus konditionellen und konstitutionellen Faktoren zu begreifen. Der Determinationsfaktor, der die Art des krankhaften Ablaufs bestimmt, liegt immer in der Konstitution.

Nun liegt es auf der Hand, daß sich der Körper aus einer Summe von Partialkonstitutionen der einzelnen Organe und Zellen zusammensetzt. Aber nicht nur deren Summe schlechthin ist für die Ganzheit des Organismus ausschlaggebend, sondern ihr funktioneller Zusammenhalt, ihre Regulation, ihre gegenseitige Anpassungen, Kompensationsvorrichtungen, nervösen und hormonalen Zusammenhänge untereinander. Mit einem gewissem Recht kann man deshalb das Wesentliche der Individualkonstitution im Funktionellen suchen, es als einen Gleichgewichtszustand oder als eine besondere Beschaffenheit des Organismus, von der die Art seiner Reaktion auf Reize abhängt, definieren.

Doch greift eine derartige Erklärung des Konstitutionellen nur ein Teilgebiet aus dem Ganzen heraus. Man stößt auf Schwierigkeiten bei dem Versuch, sich eine konstitutionelle Relation vorzustellen an einem Substrat, das etwa nicht gleichermaßen konstitutionell bestimmt ist, wenn anders an dem keimplasmatischen Ursprung festgehalten werden soll. Struktur und Funktion der Zelle sind unauflöslich verknüpft. Eine lebende Zelle ist, auch als anatomische Einheit, nur das, was sie ist, insofern sie lebt. Weder Struktur noch Funktion können ein zeitliches oder qualitatives Primat beanspruchen. Die durch Generatio aequivoca entstandene Urzelle funktionierte in demselben Zeitdifferential, in dem ihre morphologische und chemische Struktur zustande kam. Dieser Satz ist umkehrbar.

Leiten wir das Konstitutionelle auch folgerichtig aus der Erbmasse ab, wie es auch die maßgebenden Forscher (Martius) heute tun, so muß, neben der Funktion und der Reaktion auf Reize, auch die Morphologie ihre Berücksichtigung in der Definition der Konstitution finden. Wäre dem nicht so, so hätte auch die Aufstellung bestimmter Konstitutionstypen, die die neuere klinische Systematik mit besonderer Berücksichtigung des morphologischen Habitus vorgenommen hat und die aus Gründen der Übersichtlichkeit über die Mannigfaltigkeit der Differenzen auch praktisch durchaus nötig ist, keinen Sinn. Es ist nicht möglich, der Funktion konstitutionelle Gebundenheit zuzusprechen und die Struktur außerhalb dieser Bedingtheit zu stellen.

Wenn also schon das Funktionelle mit Sicherheit in den Begriff der Konstitution gehört, so ist nicht einzusehen, warum man gelegentlich Bedenken trägt, das Psychische ebenso zu behandeln. Daß sich „schlechte“ Charaktere bei „guten“ körperlichen Konstitutionen finden, ist keine neue Weisheit. Wenn aber Löhlein[1]) diese Tatsache für einen zureichenden Grund hält, in der Pathologie unter Konstitution stets die somatische Veranlagung zu verstehen, so wird damit ein Werturteil in eine objektive Definition hineingebracht, das ganz anderen und diskrepanten Gebieten entstammt. Die endogene und konstitutionelle Psychasthenie und Neurasthenie sind sicherer klinischer Besitz. Sollten wir sie danach für Zufälligkeiten halten? Die Frage stellen, heißt sie verneinen. Wertungen irgendwelcher Art gehören nicht in eine Definition, die nur mit gegebenen Tatsachen zu rechnen hat. Und schließlich: was dem einen eine erstrebenswerte geistige Eigenschaft dünkt, gilt dem anderen als Verirrung. Gut und schlecht im Sinne der Einschränkung Löhleins ist gar kein biologischer Maßstab.

Man spricht auch von „Rassekonstitutionen“ und solchen der Art. Davon gilt, was wir früher bezüglich der Durchschnittsbetrachtung in der Medizin überhaupt feststellten. Es handelt sich um Verallgemeinerungen oder um Abstraktionen, die für die Anthropologie einen Vergleichswert besitzen, aber für eine klinisch orientierte Definition von geringer Wichtigkeit sind.

Der Begriff „Konstitutionsanomalie“ hat zu vielen Mißverständnissen geführt. Seinem eigentlichen Sinne nach umfaßt er Über-

---

[1]) Mediz. Klinik. 1918. Nr. 30.

schreitungen der durchschnittlichen Variationsbreite eines bestimmten Menschentypus, und zwar sowohl nach der minderwertigen als nach der überwertigen Seite hin. Es ist grundsätzlich falsch, eine Konstitutionsanomalie etwa mit der unscharfen Benennung „Entartungszeichen“ zu belegen und ihr damit ohne weiteres den Stempel der Minderwertigkeit aufzudrücken. Das Genie ist so gut eine Konstitutionsanomalie wie etwa die außergewöhnliche Dummheit. Das Gehirn Goethes oder Liszts ist ebenso „abnorm“, wie das eines kongenital Dementen. Eine Entartung „nach oben“ entspricht nicht dem Vorstellungsinhalt, den man gemeinhin mit diesem Begriff verknüpft. Eine scharfe Grenze der Konstitutionsanomalie gegen das Statistisch-Naturwissenschaftlich-Normale gibt es nicht, auf der anderen Seite verschwimmt die Grenze genau so gegen das Gebiet der eigentlichen Mißbildungen, soweit diese wenigstens schon keimplasmatisch determiniert sind. Diejenigen Mißbildungen, die etwa erst durch intrauterine Beeinflussungen oder Erkrankungen des mütterlichen oder kindlichen Organismus zustande kommen, sind nicht in unserem Sinne als konstitutionelle, sondern als konditionelle Bildungen aufzufassen. Die Konstitutionsanomalie ist nichts als die minimale persönliche Varietät, die auch die Individuen einer zoologischen oder botanischen Spezies voneinander unterscheidet. Setzen wir diese Anschauung konsequent fort, so folgt das Paradoxon, daß es die Anomalien sind, die das Individuum kennzeichnen, und daß die individuell verschiedene Mischung der „Anomalien“ der Persönlichkeit ihren charakteristischen Zug verleiht, ein Paradox, das nicht in der Sache, sondern in der mißverständlichen Bezeichnungsweise begründet ist.

Eine Bedeutung für das pathologische Geschehen erlangen diese Personalvariationen insofern, als sie der Einwirkung von außen kommender Schädlichkeiten unter Umständen leichter ausgesetzt sind, daß sich mit Hilfe solcher Anomalien äußere Einflüsse als krankmachend erweisen, die es gegenüber anderen Personen, denen derartige kleine Varietäten fehlen, nicht sind. Die Konstitutionsanomalien sind der wesentliche Inhalt des Begriffs der Disposition. Nun sind wir gewöhnt, diese Disposition nicht als eine allgemeine Eigenschaft des Organismus aufzufassen, sondern nur in dem Sinne, daß er für eine bestimmte äußere Schädlichkeit oder für eine bestimmte Erkrankungsform disponiert ist. Die Disposition ist also eine spezifische Eigenschaft. Disposition bedeutet die Geneigtheit eines bestimmten Menschen an einer Krankheit zu erkranken, die anderen in dem Maße nicht innewohnt, sie ist identisch mit Krankheitsanlage. Sie muß demnach abhängig sein von der spezifischen Qualität und unter Umständen von einer spezifischen Zahl von Konstitutionsanomalien. Daneben können auch erworbene, konditionelle Eigenschaften (z. B. sekundär erworbene inkretorische Störungen[1])) dispositiven Charakter haben. Einige Krankheiten schaffen in diesem Sinne Dispositionen,

---

[1]) Grote: Deutsche med. Wochenschr. 1921. Nr. 14.

so Masern zur kindlichen Tuberkulose, Diabetes zu mykotischen Infektionen usw.

Die Analyse der Disposition eines Individuums zu einer bestimmten Krankheit führt letzten Endes zu kleinen Varietäten, die eine Minderleistungsfähigkeit eines Organismus bedeuten, und umgekehrt führt Indisposition, oder wie wir diese Eigenschaft gegenüber infektiösen Prozessen zu bezeichnen pflegen, die Immunität, zu Konstitutionsanomalien, die in bestimmter Hinsicht eine den Durchschnitt übertreffende Leistungsfähigkeit eines Organismus herbeiführen. Will man also den vielfach mißbrauchten Ausdruck Degenerationsmerkmale oder Entartungszeichen beibehalten, so darf er nur für die erstgenannte Art von Konstitutionsanomalien verwendet werden. Bauer schlägt vor, die allgemeine Bezeichnung Abartung zu verwenden. Wir werden uns im folgenden des nichts vorwegnehmenden Ausdrucks „Personalvariante" bedienen. Die Personalvariante ist also zunächst ein rein formaler Begriff, dem irgendeine Wertung, etwa im Sinne einer Entartung (auch die „Abartung" hat diesen minderwertenden Beigeschmack) völlig fern liegt. Eine Wertung erhält die Personalvariante für das Individuum erst durch einen qualitativ bestimmten Inhalt.

Um einen allgemeinen Überblick über das zu geben, was wir üblicherweise als Konstitutionsanomalie im Sinne einer Personalvariante anzusehen haben, können wir, nach Bauer, in morphologische, funktionelle und evolutive Personalvarianten einteilen.

Bei den morphologischen Varianten ergibt sich eine Schwierigkeit der Abgrenzung gegen sog. Mißbildungen. In der Praxis herrscht, trotz aller Definitionsversuche hierin eine erhebliche Unsicherheit. Zunächst halten wir fest, daß eine Personalvariante immer im Keimplasma determiniert sein muß. Alle Veränderungen, die durch krankhafte Vorgänge in utero am wachsenden Fetus hervorgerufen werden, sind von vornherein nie Personalvarianten, sondern konditionelle Veränderungen. Für diese kann also der Ausdruck Mißbildung gebraucht werden. Aber es gibt eine Reihe von keimplasmatisch bedingten Gestaltungen, „blastogene" Varianten in unserem strengen Sinne, bei denen die Bezeichnung sehr schwankt. Läßt man den konstitutionellen Mangel eines oder einiger Zähne noch als „Anomalie" gelten, so ist das völlige Fehlen der Zähne eines Kiefers schon sicher eine Mißbildung. Manche Dinge stehen so auf der Grenze, wie z. B. die Sechsfingerigkeit oder eine „affenartige" Behaarung des Rumpfes, daß man sie bald so, bald so einordnen wird.

Die Bezeichnung Mißbildung nimmt, als rein morphologischer Ausdruck, bezüglich der konstitutionellen oder konditionellen Entstehung nichts vorweg. Auch Martius[1]) weist auf diese Unklarheit des vielangewandten Begriffs hin.

Von den häufiger vorkommenden morphologischen Varianten sei, um nur einige zu nennen, auf folgende hingewiesen: Mongolenstellung

---

[1]) l. c. S. 227.

der Augen, Epikanthus, angeborene Kolobome der Iris, Heterochromie beider Augen, Pigmentflecke auf einer Iris, Doppelreihigkeit der Augenwimpern, Formveränderungen der Ohrmuscheln, Darwinsche Spitze, mangelhafte Einrollung des Randes, Fehlen oder Verkümmerung des Ohrläppchens, absolute Kleinheit der ganzen Ohrmuschel. Am Schädel gehören ferner hierher: die Prognathie der Kiefer, Defekte oder Stellungsänderungen der Zähne, Spitzbogen- oder flacher Gaumen, stark rissige und zerklüftete Zunge (Lingua scrotalis, Lingua geographica), übertrieben große, zerklüftete oder auch fehlende Rachenmandeln, extreme Größe, extreme Kleinheit und andere Formanomalie der äußeren Nase. An der Haut sind in dieser Richtung die Ausbildung von Muttermälern, Sommersprossen und sonstige Pigmentanhäufungen oder -mangel zu beachten, ebenfalls gehören hierher die mannigfachen Verschiedenheiten in der Quantität und Pigmentierung des Haarkleides, Differenz von Haar-, Bart- und Augenbrauenfarbe u. dgl.

Unter den morphologischen Varianten der inneren Organe haben die Differenzen, die die Größe des Herzens gelegentlich aufweist, eine gewisse Bedeutung gewonnen. So gehört namentlich hierher die abnorme Kleinheit und mediane Stellung, die das sog. Tropfenherz auszeichnen, eine Bildung, die auch mit einer funktionellen Minderwertigkeit verbunden zu sein pflegt. Veränderungen der Lage erheblichen Grades, wie die Dexiokardie, werden seltener beobachtet. Der Respirationstrakt ist verhältnismäßig arm an Varianten, dagegen findet sich eine reiche Ausbeute personeller Differenzen im Bereich des Verdauungskanals. Wir können hierunter die vielfachen Lage- und Größenveränderungen. die der Darm und seine einzelnen Abschnitte vom Magen bis zum After aufweist, rechnen. Das große Gebiet der konstitutionellen Enteroptose, das wir als eine Teilerscheinung am Stillerschen Habitus asthenicus wiederfinden, gehört hierher. Verlängerungen und Senkungen des Magenkörpers, Verlängerung und Änderung der Schlingenbildung am Dünn- und Dickdarm, Unterschiede in dem Volumen des Dickdarms, mehr oder weniger ausgesprochener Tiefstand einer oder beider Nieren umschreiben die Gesamtheit der morphologischen Varianten der Bauchorgane. Diese Varianten spielen klinisch noch häufig eine Rolle, indem sie ohne weiteres als krankhafte Erscheinungen aufgefaßt werden, und es ist auch zweifellos, daß durch diese Änderungen der Gestaltung für die Entwicklung mancher krankhaften Vorgänge ein Ort verringerten Widerstandes geschaffen ist. Sehr viel häufiger sieht man aber bei von anderen Gesichtspunkten aus unternommenen Untersuchungen dieser Organe, daß diese Lageanomalien völlig symptom- und beschwerdelos ertragen werden und klinisch oft nur die Wertigkeit eines „inneren Schönheitsfehlers" verdienen, die Responsivität des Individuums wird durch sie nicht gestört.

Unter den funktionellen Personalvarianten spielen besonders die individuellen Verschiedenheiten der Sekretionsleistungen einzelner Drüsen eine Hauptrolle. Die angeborene Achylie des Magens ist

seit ihrer Beschreibung durch Einhorn und Martius eine bekannte
Erscheinung geworden. Was sich bei diesem Organ verhältnismäßig
leicht feststellen läßt, entzieht sich bei anderen großen Drüsen vielmehr dem Nachweis. So kann es nicht zweifelhaft sein, daß ganz
entsprechende Leistungsschwächen, aber auch deren Gegenteile, an der
Leber, an der Bauchspeicheldrüse, an den Drüsen des Dünndarmes usw.
vorkommen können. Auch die Erscheinungen physiologischer alimen-
tärer Glukosurie und Albuminurie gehören hierher. Eine ganz besondere Wichtigkeit wird einmal das System der Drüsen mit innerer
Sekretion (inkretorische Drüsen) beanspruchen, für deren Leistungsfähigkeit uns bis jetzt nur ganz grobe Maßstäbe zu Verfügung stehen,
und weiterhin diejenigen funktionellen Leistungen, welche die Bildung
der zelleigenen Verdauungsfermente als auch der immunisatorisch
wirkenden Fermente bewirken. Die gesamten Erscheinungen der
natürlichen Immunität und der angeborenen Resistenz gegen Infektionskrankheiten und gegen äußere Parasiten, die ja individuell so außerordentlich wechselt, ist fraglos dem Begriff der funktionellen Personalvarianten unterzuordnen. Weiterhin ist noch der verschiedenen funktionellen Wertigkeit besonderer nervöser Abschnitte zu gedenken, der
Erscheinungen des Vagotonus und des Sympathikotonus, der korrelativen Beziehungen zwischen autonomem und vegetativem Nervensystem.
Natürlich kann das Psychisch-Individuelle hierbei nicht übergangen
werden, und wenn die Alten in der Unterscheidung der vier Tempera-
mente einen Grundzug ihrer Konstitutionsanschauungen sahen, so sind
wir heute zweifellos berechtigt, eine wenn auch nicht ebenso schema-
tische, so doch deutliche Unterscheidung hinsichtlich der allgemeinen
psychischen Tendenzen innerhalb der Personalpathologie anzunehmen.

Die Personalvarianten evolutiver Natur beziehen sich sowohl auf
das Erreichen des für die Art oder Rasse charakteristischen Entwick-
lungshöhepunktes innerhalb einer bestimmten Zeit, als auch andererseits auf die Abnutzung und den senilen Verfall des Organismus
innerhalb einer normalerweise ebenso bestimmten Frist. Hierher gehören die Erscheinungen des universellen und partiellen Infantilismus,
der vorzeitigen oder spätzeitigen Geschlechtsreife, der zu früh oder
zu spät einsetzenden Vergreisung. Das Vorkommen von auffallend
kurzlebigen und auffallend langlebigen Familien zeigt, daß das zeit-
liche Moment auch eine dem Keimplasma inhärente und individuell
variable Eigenschaft ist. Die Beziehungen gerade dieser evolutiven
Dinge zu funktionellen Eigenschaften bestimmter Organgruppen, im
besonderen der inkretorischen Drüsen beweist auf das deutlichste die
überragende Wichtigkeit, die gerade diese regulierenden Instanzen für
das Leben und seinen Ablauf im Gesamtorganismus besitzen.

Klinische Beobachtungen haben gezeigt, daß es typische Sym-
ptomenkomplexe gibt, die anscheinend in ihrem Zusammenhange konstitutionell determiniert sind. Das hat zur Aufstellung bestimmter
„allgemeiner Konstitutionsanomalien" geführt, bei denen sich morpho-
logisch-funktionelle und evolutive Einzelabweichungen in einem orga-

nischen Zusammenhange ausbilden. Dahin gehören die Typen des Habitus asthenicus von Stiller, des Status thymico-lymphaticus von Paltauf, des Status hypoplasticus von Bartel, in dem der erstere zum Teil aufzugehen scheint, ferner die Konstitutionsabart des gesamten Körpers, die die französische Schule mit dem Ausdruck Arthritismus umschreibt. Dieser Konstitutionstyp oder dieser Komplex von Dispositionen entwickelt sich klinisch zu einem sehr vielgestaltigen Bilde, in dem zu verschiedenen Lebenszeiten immer andere, vielleicht den jeweiligen wechselnden Realisationsfaktoren entsprechende Krankheitsabläufe erscheinen. Beherrschen im Kindesalter die ekzematösen Hauterkrankungen und häufige Bronchialkatarrhe das Bild, so gehören im späteren Leben die Neigung zu chronischen Gelenkleiden, Steinerkrankungen, Bronchialasthma, sehr oft auch noch Hauterkrankungen, wie Psoriasis u. a., zum Typus dieses Dispositionskomplexes. Stoeltzner[1]) sieht die gemeinsame Grundlage dieser Störungen in einer Insuffizienz der Fähigkeit, unverbrennbare Säuren unter so weitgehender Schonung des Bestandes an fixen Alkalien aus dem Körper auszuscheiden, daß eine gesundheitliche Störung nicht zustande kommt. Auf dieser Grundlage prägt er den Begriff der Oxypathie.

Noch umfassender sind die Versuche einzelner Autoren, nach Gesichtspunkten, die der äußere Habitus, die äußere Erscheinungsform des Menschen darbietet, eine Klassifikation der konstitutionellen Wertigkeit durchzuführen. Die Gegenüberstellung Tandlers von hypertonischen und hypotonischen Menschen, entsprechend etwa den aus der bildenden Kunst bekannten Menschentypen Michelangelos und Botticellis, verfolgt möglicherweise einen richtigen Grundgedanken, da extreme Typen in beiden Richtungen sich zweifellos nachweisen lassen. Doch sind andererseits der möglichen Übergänge so viel und die klinisch interessierenden Beziehungen zu dispositiven Vorgängen noch so undurchsichtig, daß ein praktischer Wert bei dieser Klassifikation kaum herausspringt. Sigaud und seine Schule haben ein Einteilungsprinzip, das neuerdings von Bauer[2]) lebhaft verfochten wird, empfohlen, das ebenfalls Habituserscheinungen, und zwar die relativen Größenverhältnisse zwischen der Ausbildung der einzelnen Teile des Schädels und des Rumpfes zur Grundlage hat. Aus diesen Einteilungsprinzipien, ferner aus denjenigen, die Brugsch[3]) in letzter Zeit angegeben hat, werden sich vielleicht mit der Zeit pathogenetische Folgerungen ziehen lassen. Die Klassifikation von Brugsch gründet sich auf eine zahlenmäßige Festlegung bestimmter Größenrelationen am Körper: Brustumfang zu Körpergröße, Herzvolum zu Rumpfvolum, Breite des Gefäßbandes zum Transversaldurchmesser des Herzens. Auf Einzelheiten soll hier nicht eingegangen werden.

Für die pathogenetische Betrachtung ergeben sich nunmehr folgende Gesichtspunkte: Das Konstitutionelle, ganz allgemein gefaßt,

---

[1]) Wilhelm Stoeltzner: Oxypathie. Berlin, S. Karger. 1911.
[2]) l. c. S. 31 f.
[3]) Brugsch: Allgemeine Prognostik. S. 23 ff.

entspricht dem kausalanalytischen Begriff des Determinationsfaktors einer Krankheit. Niemals ist eine Konstitution selber eine Krankheit. Konstitutionell ist nur die Anlage, d. h. die morphologisch und funktionell präformierte Möglichkeit, daß sich bei gleichen Realisationsfaktoren Irresponsivität bei einem Individuum eher entwickelt als beim anderen. Konstitutionskrankheiten, im Gegensatz etwa zu solchen Erkrankungen, bei denen Konstitutionsverhältnisse überhaupt nicht in Betracht kommen, gibt es nicht. Jedes krankhafte Geschehen weist einen konstitutionellen Faktor auf, auch die allergeringste Läsion läßt das erkennen. Ein Schnittchen am Finger vernarbt bei dem einen in ein paar Stunden, bei dem anderen dauert die Heilung ebensoviel Tage. Hier ist die geringere Vernarbungstendenz, die sich in eine Reihe von Einzelvorgängen noch auflösen läßt, der konstitutionelle Faktor. Der Laie spricht von einer schlechten „Heilhaut" und trifft damit das Wesentliche. Als Aufgabe erkennen wir, mit Martius, diesen Faktor im pathogenen Vorgang herauszuschälen. Bei einigen Erkrankungen wird er groß sein („endogene" Krankheiten: Stoffwechselkrankheiten, chronische Erkrankungen der Nieren und der Leber, metasyphilitische Prozesse, Neurosen, Psychosen u. v. a.), bei anderen klein („exogene" Krankheiten: Verletzungen). Aber nie fehlt er. Determinationsfaktor und Realisationsfaktor stehen oft hinsichtlich ihrer Intensität, soweit dieser Vergleichspunkt hier überhaupt zulässig ist, in einem Gegensatz.

Das ist nun alles nicht nur theoretisch interessant, sondern praktisch wichtig. Denn nur bis zu dem konstitutionellen Faktor kann unsere Therapie gelangen und nicht weiter. Minderwertige Personalvarianten sind nicht Gegenstand unserer Therapie, sondern der Prophylaxe.

IV. Pathogenese und Vererbung.

Die Quelle der Konstitution ist in der Summe der Eigenschaften und Anlagen der befruchteten Keimzelle zu suchen. Die Grundeigenschaft des Konstitutionellen ist seine Vererbbarkeit. Das Problem der Konstitutionsdiagnose wäre leicht zu lösen, wenn die Erblichkeitsverhältnisse sich durch ein einfaches Schema darstellen und aufklären ließen. Das ist nicht der Fall. Und so erwächst der Konstitutionsforschung von vornherein durch die Kompliziertheit und Unübersichtlichkeit dieser Dinge ein oft nicht zu überwindendes Hindernis. Um das im einzelnen zu begreifen, ist es notwendig, auf die allgemeinen Vererbungsgesetze in aller Kürze einzugehen[1]).

Wir stellen uns vor, daß der Weg der Vererbung über das Keimplasma, d. h. über die Summe der Kernanteile einer väterlichen und mütterlichen Keimzelle geht. Morphologisch ist wahrscheinlich der

---

[1]) Das im folgenden Ausgeführte stützt sich in wesentlichen Punkten (nicht in allen) auf die grundlegenden Anschauungen von Martius' pathogenetischer Vererbungslehre im 3. Kapitel seines Werkes: Konstitution und Vererbung, S. 126 ff.

Chromosomenapparat der Generationszellen der Träger der Erbmasse. Von einigen Forschern wird die Erbpotenz auch auf das Plasma, nicht nur auf die Chromosomen, ausgedehnt. Durch den von Oskar Hertwig zuerst geführten Nachweis der Reduktionsteilung der Chromosomen ist als absolut gültiges Gesetz festgestellt worden, daß der Anteil des väterlichen und mütterlichen Organismus an ihrem Produkt genau der gleiche ist. Die zytologische Erforschung des Generationsvorgangs hat grundsätzlich über diese Erkenntnis nicht hinausgeführt, und der Vererbungsmodus bestimmter Eigenschaften eines fertigen Wesens läßt sich ja auch mikroskopisch schon aus dem Grunde nicht verfolgen, weil die Eigenschaften nur in potentieller Anlage, d. h. in einer morphologischen Form, die sich unserem Vorstellungsvermögen vollkommen entzieht, in der Zelle enthalten ist. Aufklärungen über diese Verhältnisse ergaben erst die Untersuchungen, die sich an die Weiterverfolgung der sog. Mendelschen Regeln anschlossen. Ihre Bedeutung ist erst in den letzten zwei Jahrzehnten vollkommen gewürdigt worden, nachdem sie durch Correns, Tschermak und de Vries im Jahre 1900 selbständig und unabhängig voneinander wieder entdeckt und damit einer fast 40jährigen Nichtbeachtung entrissen wurden. Das Grundsätzliche dieser Regeln läßt sich ganz kurz folgendermaßen zusammenfassen[1]): Die Mendelschen Regeln sind gewonnen bei der Kreuzung von reinen Rassen bestimmter Pflanzen. Mendel experimentierte ursprünglich mit Erbsen. Als erste Regel ergab sich der sogenannte Satz der Uniformität. Er besagt, daß, wenn zwei reine Rassen gekreuzt werden, die Individuen der ersten aus der Kreuzung hervorgehenden Generation morphologisch bzw. hinsichtlich der besonderen in Frage stehenden Eigenschaft gleichartig sind. Hierbei sind drei einzelne Möglichkeiten noch zu unterscheiden:

a) Die Individuen der ersten Filialgeneration (F_1-Bastarde) sind intermediär, d. h. sie stellen hinsichtlich des in Frage stehenden Merkmals eine Zwischenform zwischen den beiden Stammrassen dar. Wurde z. B. eine weißblühende Rasse der Wunderblume (Mirabilis jalapa) mit einer rotblühenden Rasse gekreuzt, so sind die F_1-Bastarde durchweg rosa.

b) Die F_1-Bastarde sind einseitig, d. h. von den beiden in Frage stehenden elterlichen Eigenschaften ist die eine „dominant", während die andere sich „rezessiv" verhält und in dieser Generation scheinbar verschwunden ist. Zum Beispiel dominiert bei der Kreuzung einer einfarbigen und einer fünfbändrigen Gartenschnecke die Einfarbigkeit, schwarze und weiße Axolotl geben ausschließlich schwarze Nachkommen in der ersten Generation.

c) Die F_1-Bastarde zeigen einen neuen (bei keiner der Eltern sichtbaren) Charakter, der sich gelegentlich in der früheren Vorfahrenreihe ausgeprägt findet, sie bilden ein Kreuzungsnovum. So entstehen z. B. bei der Kreuzung der albinotischen Hausmaus mit der schwarz- und weiß-

---

[1]) Für ein eingehenderes Studium dieser Fragen sei auf die Werke von Haecker: Allgemeine Vererbungslehre, 3. Aufl., 1921 und Erwin Baur: Einführung in die experimentelle Vererbungslehre, 2. u. 4. Aufl., 1919 verwiesen.

gefleckten japanischen Tanzmausrasse ausschließlich graue (wildfarbige) F_1-Bastarde; damit erfolgt also ein Rückschlag auf die Stammform.

Die zweite Mendelsche Regel bezieht sich auf die Nachkommenschaft der F_1-Bastarde, die durch Inzucht erhalten wird. Wir sehen, daß in dieser F_2-Generation die Uniformität nicht auftritt, sondern daß eine Spaltung in der äußeren Erscheinungsform der fraglichen Eigenschaft einsetzt, die im Experiment nach ganz bestimmten Zahlenverhältnissen verläuft. Haben wir durch Kreuzung einer konstant rotblühenden und konstant elfenbeinfarbig blühenden Rasse vom Gartenlöwenmaul (Antirrhinum majus) in der F_1-Generation rosablühende Exemplare erhalten, so ergibt die Kreuzung der F_1-Bastarde miteinander eine Nachkommenschaft, die in einem Viertel der Pflanzen rote, in einem weiteren Viertel elfenbeinfarbige und in zwei Viertel der Pflanzen rosa Blüten zeigt. Kreuzen wir die einzelnen so gewonnenen F_2-Exemplare wieder untereinander, so ergibt sich, daß die rot- und elfenbeinfarbig blühenden Rassen in ihrer Deszendenz konstant bleiben, daß aber die rosablühenden sich wieder in dem gleichen Verhältnis von $1:1:2$ aufspalten.

Diese geschilderten Verhältnisse gelten für Rassen, die sich in einem Merkmal unterscheiden. Handelt es sich um Rassen mit mehreren differenten Merkmalspaaren, so geschieht die Spaltung der einzelnen Eigenschaften unabhängig voneinander. Sind die Eltern z. B. in zwei Merkmalspaaren verschieden, so liefert der Bastard, da sich beide Merkmalspaare unabhängig voneinander aufspalten, und jedes Glied des einen Paares mit jedem der beiden Glieder des anderen sich kombinieren kann, viererlei verschiedene Keimzellen und durch wechselseitige Vereinigung der männlichen und weiblichen Keimzellen werden so im ganzen 16 verschiedene Rassen von Bastarden gebildet werden können. Diese Beobachtung der Unabhängigkeit der einzelnen Merkmalsanlagen voneinander bezeichnet man als dritte Mendelsche Regel.

Die Vererbungsexperimente, die zu den geschilderten Ergebnissen führten, gehen von Individuen aus, die durch Selbstbefruchtung aus einer bezüglich einer bestimmten Eigenschaft sich dauernd gleichbleibenden Rasse stammen. Eine solche Rasse bezeichnet man als „reine Linie" und nennt die Einzelindividuen bezüglich der in Frage stehenden Eigenschaft homozygot. Homozygote Individuen sind also solche, die hinsichtlich einer bestimmten Außeneigenschaft gleichartige Anlagestücke (Gene) in ihrem Keimplasma aufweisen. Diejenigen Individuen, bei denen dies nicht der Fall ist, bei denen also einer bestimmten Außeneigenschaft qualitativ verschiedene Gene im Keime entsprechen, bezeichnet man als heterozygot. Das einfachste Beispiel der Heterozygotie ist der uniforme F_1-Bastard bei der Kreuzung zweier reiner Linien. Hier verbirgt sich unter der Gleichförmigkeit der Außeneigenschaft einer bestimmten Blütenfarbe eine Keimanlage, in der beide differente Eigenschaften der Eltern enthalten sind, wie sich durch die weiteren Kreuzungen beweisen läßt. Die rosa blühende Wunderblume der F_1-Generation hat sowohl rote als weiße Gene, sie ist also heterozygot. Das schwarze Axolotl der F_1-Generation enthält schwarze und weiße Anlagen, ist also hinsichtlich seines Hautpigments heterozygot. Aus dieser Gegenüberstellung ist späterhin der Begriff des „Phänotypus" gegenüber dem „Genotypus" entstanden (Johannsen). Der Phänotypus umfaßt alle Individuen gleicher äußerer Erscheinungsform, der Genotypus solche mit gleichen Genen. Der Phänotypus entspricht demnach dem Genotypus im Falle der Homozygotie. Ein heterozygotes Individuum läßt ohne weiteres von seiner phänotypischen Erscheinung aus keinen Rückschluß auf seine genotypische Zusammensetzung zu, vielmehr tritt diese erst durch das Verhalten seiner Nachkommenschaft in die Erscheinung.

Die Hypothese, die die Spaltungsverhältnisse der F_1-Bastarde zu erklären erlaubt, ist die von Mendel selbst aufgestellte und von allen späteren Forschern im Prinzip beibehaltene und bestätigte Hypothese von der Reinheit der Gameten. Sie ist der Kernpunkt der ganzen Mendelschen Lehre.

Die Hypothese setzt voraus, daß der Bastard der ersten Filialgeneration einer Kreuzung zweier reinen Linien mit je einem verschiedenen Merkmal (z. B. schwarze und weiße Hautfarbe beim Axolotl) zweierlei verschiedene Arten von Keimzellen (Gameten) bildet. Diese Keimzellen enthalten jeweils nur die Anlage zu einer bestimmten Erscheinungsform des Merkmals, also je eine Keimzelle, hat die schwarze, eine andere die weiße Anlage, wiederum zur Hälfte auf beide Geschlechter verteilt. Dadurch ergibt sich folgende Möglichkeit der Gameten-Kombination. Eine männliche Keimzelle des schwarzen F_1-Bastards vom Axolotl, die die schwarze Pigmentanlage hat, trifft auf eine nämliche Eizelle. Es entsteht eine „Zygote" (befruchtete Keimzelle), in der nur schwarze Anlagen zur Entwicklung kommen. Das fertige Tier sieht schwarz aus. Eine männliche Keimzelle mit weißer Anlage trifft auf eine weibliche mit schwarzer Anlage. Es entsteht eine Zygote mit beiden Anlagen; da aber Weiß sich gegenüber Schwarz rezessiv verhält, wird das entwickelte Tier trotzdem schwarze Pigmentierung zeigen. Eine weitere männliche Keimzelle mit schwarzer Anlage trifft auf eine weibliche mit weißer Anlage, auch aus dieser Zygote muß sich ein schwarzes Individuum entwickeln. Schließlich verbindet sich ein männlicher weißer Gamet mit einer ebensolchen weiblichen Zelle. Nur dieses letztere Tier kann weiß aussehen, da ihm die dominanten schwarzen Anlagestücke gänzlich fehlen. Bei dieser Art der Spaltung resultiert also ein homozygotes dominantes schwarzes Tier, ein weiteres homozygotes rezessives weißes Tier und zwei heterozygote schwarze Tiere. Daher müssen bei weiterer Inzucht die beiden Homozygoten „rein" weiter züchten, wohingegen die Aufspaltung der Nachkömmlinge der beiden heterozygoten Tiere immer wieder in dem zugrundeliegenden Zahlenverhältnis, in diesem Falle 3 : 1 vor sich gehen muß. Durch Rückkreuzung mit der Elterngeneration läßt sich in der Tat dieses Zahlenverhältnis und die reine Herausspaltung der einzelnen Gameten wiederum beweisen.

Eine bündige Erklärung für die Erscheinung der Dominanz eines Merkmals kennen wir noch nicht. Man kann nicht von irgendeiner Eigenschaft ohne weiteres aussagen, daß sie sich bei weiterer Kreuzung dominant oder rezessiv verhalten wird. Für die Beurteilung einzelner Individuen einer Nachkommen-Generation ist es aber wichtig zu wissen, daß die Dominanz häufig nur scheinbar ist. So kann, darauf weist Baur besonders hin, für unser Auge ein Bastard völlige Dominanz, etwa in der Blütenfarbe eines Elters zeigen, aber bei genauerer kolorimetrischer Untersuchung läßt sich feststellen, daß es sich doch nur um eine Mischfarbe handelt, daß deutliche Intensitätsunterschiede bestehen, z. B. zwischen der Farbe eines homozygoten blaßroten Löwenmaul-Bastards und der Farbe eines anscheinend gleichgefärbten heterozygoten Exemplars. Scheinbar völlige Dominanz beruht wohl oft nur auf unserem mangelhaften Unterscheidungsvermögen; ob sie überhaupt in der Natur vorkommt, ist noch fraglich.

Was ergibt sich nun aus diesen Darlegungen für die Erblichkeitsverhältnisse beim Menschen? Das Individuum Mensch, das wir kennen, ist von dem Pflanzen- oder Tierindividuum, mit dem die experimentelle Forschung zu arbeiten gewohnt ist, dadurch wesensverschieden, daß von einer Homozygotie auch nur hinsichtlich einer Eigenschaft kaum jemals die Rede ist. Bei den Fortpflanzungsverhältnissen, die die menschliche Gesellschaft mit sich gebracht hat, gibt es praktisch keine länger fortgesetzte Inzucht, namentlich keine Geschwisterehe, von der das Mendelexperiment so häufig ausgeht. Daher ist es denn dem einzelnen Menschen nicht unmittelbar anzusehen, welche Anlagen er in seinem Keimplasma mit sich führt. Nur die Kenntnis seiner Aszendenz und Deszendenz kann uns darüber belehren, was von seinem Phänotypus genotypisch bedingt ist, und wieweit durch das Auftreten von Kreuzungsnova oder durch die Dominanz oder Rezessivität einzelner Eigenschaften das fertige Individuum beeinflußt wurde. Eine exakte Analyse der Konstitution bis zum Genotypus beim fertigen Individuum ist nur sehr schwer vorstellbar. Die Fortpflanzung des Menschen vollzieht sich als eine dauernde Kreuzung polyhybrider (d. h. sich in mehr als einem Merkmal unterscheidender), heterozygoter Bastarde. So scheint es wenig aussichtsvoll, die Aufklärung erblicher Zusammenhänge beim Menschen über ein gewisses Maß statistischer Wahrscheinlichkeitsberechnung hinauszubringen. Die Vererbungsforschung im Experiment unterscheidet sich prinzipiell von derjenigen, die wir konstitutionspathologisch betreiben müssen. Die erste arbeitet mit einem exakt begrenzten und qualitativ bekannten Ausgangsmaterial, und seine Auswirkung erstreckt sich über einen verhältnismäßig kurzen übersehbaren Zeitraum. Dahingegen ist das Ausgangsmaterial beim Menschen in seiner Zusammensetzung so gut wie völlig unbekannt. Die Folge ist, daß wir den Genotypus neu uns gegenübertretender Menschen ohne weiteres nie zu erkennen vermögen. Die Vererbungsprozesse spielen sich in einem sehr langen Zeitraum ab.

Die Beurteilung der Vererblichkeit einer bestimmten Eigenschaft richtet sich bis jetzt lediglich nach dem zahlenmäßigen Vorkommen dieser Eigenschaft in der Vorfahrenreihe oder der weiteren Blutsverwandtschaft. Bei der Häufung des Vorkommens eines Fehlers wächst die Wahrscheinlichkeit des Wiederauftauchens in der Nachkommenschaft, wohingegen andererseits fehlender Nachweis des familiären Vorkommens nicht unbedingt gegen jeden erblichen Einfluß auf die Ausbildung eines körperlichen Merkmals zu sprechen braucht.

Es ist richtig, daß an dieser Stelle der reine Mendelismus auf einem toten Punkt angelangt zu sein scheint, und daß man den Tatsachen Zwang antut, wenn man ganz unübersichtliche Vererbungsverhältnisse dennoch irgendwie in dieses Schema („Prokrustesbett des Mendelismus" Martius) zwingen will.

Haecker[1]) sieht die Hemmung für den Fortschritt darin, daß die Mendelforschung mit zwei Größen arbeitet: der fertigen Außeneigenschaft und den unsichtbaren hypothetischen Keimanlagen. In einer neuen von ihm inaugurierten Forschungsrichtung, der entwicklungsgeschichtlichen Eigenschaftsanalyse (Phänogenetik) sucht er rückläufig eine entwicklungsgeschichtliche Begründung der fertigen Außeneigenschaft zu geben. Es muß Schritt für Schritt auf die während der Entwicklung wirksamen Zwischenprozesse Bedacht genommen werden und die vorübergehenden Zwischeneigenschaften müssen in engem Zusammenhange mit Keimanlage und fertiger Eigenschaft erklärt werden. Die wesentliche Aufgabe, die vererbungswissenschaftlich und konstitutionspathologisch von Wichtigkeit ist, besteht in der Verfolgung der verschiedenen Varianten derselben Außeneigenschaft bis zum scheinbaren Gabelpunkt, der Phänokrise. Der Zeitpunkt dieser Phänokrise, d. h. desjenigen Stadiums der Ontogenese, in dem sich eine deutliche Differenzierung der Anlage einer bestimmten Außeneigenschaft vom Typus nachweisen läßt, ist sehr verschieden. Die Phänokrise fällt z. B. bei vielen Farbenrassen der Hühner in die Zeit des Übergangs vom Flaumkleid zum Erstlingsgefieder, bei den Farbenrassen des Axolotls in die letzten Stadien der Embryonalentwicklung, bei den rechts- und linksgewundenen Schnecken in die allererste Zeit der Furchung. Es kommt dann darauf an, den phänokritischen Vorgang zu ermitteln, denjenigen Entwicklungsprozeß, dessen wechselndes Verhalten die Gabelung und die Verschiedenheit der weiteren Entwicklung verursacht. So kann, wenn man die Entwicklung zweier verschiedenfarbiger Tierrassen vergleicht, der phänokritische Vorgang in bestimmten Erscheinungen der Pigmentbildung zu suchen sein, indem von der Phänokrise an verschiedene Mengen oder verschiedene Qualitäten von Pigment gebildet werden, oder darin, daß eine verschieden große Vermehrungskraft der Pigmentzellen hervortritt. Letzten Endes müssen nun die weiter zurückliegenden inneren Ursachen für diese Schwankungen des phänokritischen Vorganges und

---

[1]) Valentin Haecker: Entwicklungsgeschichtliche Eigenschaftsanalyse (Phänogenetik). Jena, Gustav Fischer. 1918.

damit die eigentliche phänokritische Ursache festgelegt werden. Haecker unterscheidet hier zwei prinzipiell wichtige Möglichkeiten:

a) Sämtliche Embryonalzellen, welche in kontinuierlichem Zusammenhang vom scheinbaren Gabelpunkt bis zum Keim führen, können bei den beiden in Frage stehenden Varianten eine verschiedene strukturelle oder chemische Beschaffenheit haben. In diesem Falle wird der phänokritische Vorgang als autonom bezeichnet.

b) Die Abweichung des phänokritischen Vorgangs wird epigenetisch bedingt durch Entwicklungs- oder Funktionsschwankungen in solchen Organanlagen, die auf den ersten Anblick bei der Entwicklung der in Frage kommenden Außeneigenschaft nicht beteiligt zu sein scheinen. Dies ist der Fall, wenn die Entwicklung einzelner Teile des Knochensystems durch die Funktion einer bestimmten Drüse reguliert oder verändert wird.

Wir wollen auf die Einzelheiten der speziellen Ableitung der phänogenetischen Ergebnisse an dieser Stelle nicht eingehen, ich verweise auf das Haeckersche Werk. Nur seine Schlußfolgerungen, die für die menschliche Pathologie nicht ohne Belang zu sein scheinen, sollen uns hier noch beschäftigen. Die Eigenschaftsvererbung beim Tier, bei dem die Dominanz und die Rezessivität einer Eigenschaft verhältnismäßig einfach ermittelt werden konnte, führt Haecker zu folgender Formulierung einer entwicklungsgeschichtlichen Vererbungsregel: Merkmale mit relativ einfach verursachter und vorwiegend autonomer Entwicklung zeigen eine klare Spaltung, d. h. folgen bei der Vererbung den Mendelschen Regeln. Merkmale mit komplex verursachter und durch mannigfache epigenetische Korrelationen gebundener Entwicklung weisen unregelmäßige Vererbung auf, die nur durch Hilfshypothesen oder überhaupt noch nicht mit der Annahme einer Mendelspaltung in Einklang gebracht werden können. Unter autonomer Entwicklung ist dabei die verhältnismäßige Unabhängigkeit von umgebenden oder auch entfernteren Geweben verstanden, korrelativ gebunden ist z. B. die Entwicklung von Organen, an denen mehrere Keimblätter beteiligt sind. So entsteht z. B. das einfache Schwarz der Rabenfeder auf eine einfachere Weise, durch eine geringere Zahl von entwicklungsgeschichtlichen Mitteln als das glänzende Blau und Grün vieler tropischer Vögel. Im Gegensatz dazu sind andere Körperteile, wie etwa die menschliche Nase durch ihre Bildung aus mehreren Keimblättern entwicklungsgeschichtlich viel komplexer verursacht.

Für die Verhältnisse der menschlichen Pathologie lassen sich schon folgende Gesichtspunkte gewinnen: Die Körpergröße ist bedingt durch ungleiche Vermehrungstätigkeit an sich gleich großer Zellen und Zellkerne. Außerdem aber spielen regulierende Faktoren (inkretorische Drüsen) dabei eine erhebliche Rolle, so daß für die Entstehung der einzelnen großen Abstufungen sehr komplizierte Vorgänge verantwortlich sind. Infolgedessen sind auch die Erbverhältnisse in dieser Hinsicht ziemlich unübersichtlich. Nur die extremen Größen (sehr große und sehr kleine) scheinen einigermaßen der Mendelspaltung zu folgen.

Der Albinismus kommt in sonst gesunden Familien beim Menschen einmal als autonome Anomalie vor, weiterhin aber auch mit anderen Defekten (Idiotie, Taubstummheit) verbunden. Die erste Form scheint im Sinne eines rezessiven Merkmals zu mendeln, die letztere nicht. Die Brachydaktylie, die sich dadurch auszeichnet, daß der 2. bis 5. Finger nur zwei Glieder aufweist, scheint eine sehr autonome Störung zu sein, die in der Skeletanlage selbst ohne Korrelationen mit anderen Organanlagen zur Entwicklung kommt. Nach Untersuchung englischer Autoren spaltet sie ausgesprochen als dominantes Merkmal. Im Sinne von Haecker sind wohl die meisten Krankheiten besonders auch dann, wenn sie auf dem Boden abnormer Teilkonstitution einzelner Organe entstehen, komplex verursacht. Daher sind gerade bei den meisten sicher vererblichen Krankheiten, wie Arteriosklerose, Ulcus ventriculi, bösartigen Geschwülsten, Tuberkulose, vielen Stoffwechsel- und Nervenkrankheiten die Erblichkeitsverhältnisse so unübersichtlich. Es gibt nun aber andererseits Fälle, in denen die genannten vererblichen Krankheiten eine gleichsinnige kontinuierliche Übertragungsweise zeigen. Ein solches beinahe dominant mendelndes Verhalten scheint besonders dann vorzuliegen, wenn die Krankheit bestimmt lokalisiert ist, wenn ihr also eine bestimmte stark ausgeprägte Organminderwertigkeit zugrunde liegt, die ihrerseits infolge ihrer einfach verursachten autonomen Entwicklung regelmäßige Erblichkeitsverhältnisse zeigt. Als Beispiel mag auf die in der neueren Literatur häufiger niedergelegten Fälle von Magenkrebserkrankung bei Eltern, Kindern und Geschwistern verwiesen werden. Für die anscheinend dominant mendelnde familiäre Erkrankung an Retinagliom hat Bethke[1]) kürzlich ein schönes Beispiel geliefert. Für die Blutdrüsen und Stoffwechselerkrankungen gelten diese Verhältnisse weniger. Sie sind zweifellos sehr komplex bedingt, so daß eine unregelmäßige Erblichkeit zustande kommt. Diejenigen Stoffwechselanomalien, die vermutlich auf einer ganz bestimmten scharf umschriebenen fermentativen Ausfallserscheinung im Eiweißstoffwechsel beruhen, z. B. die Zystinurie und die Alkaptonurie zeigen eine kontinuierliche, dominant mendelnde Übertragungsweise. Auch der Diabetes insipidus folgt anscheinend dieser Übertragungsweise.

Eine medizinische Formulierung der entwicklungsgeschichtlichen Vererbungsregel ergibt sich demnach nach Haecker[2]) etwa in folgender Weise: Eine Krankheit zeigt eine regelmäßige Vererbungsweise, wenn sie auf ein Organ von stark ausgeprägter Minderwertigkeit lokalisiert ist, und wenn die Organanomalie ihrerseits infolge frühzeitig autonomer Entwicklung einem regelmäßigen Vererbungsmodus folgt. Hat z. B. die Organanomalie einen dominant mendelnden Charakter, so kommt dies in der kontinuierlich ausgesprochenen gleichsinnigen Vererbung der Erkrankung, sowie darin zum Ausdruck,

---

[1]) Dissertation. Kiel 1918.
[2]) Vgl. auch Haecker: Über weitere Zusammenhänge auf dem Gebiete der Mendelforschung. Pflügers Archiv. Bd. 181. S. 149 ff.

daß bei der Affektion des einen Elters etwa die Hälfte der Kinder von der Krankheit befallen wird.

Versuchen wir nun einen ganz gedrängten Überblick der überhaupt erblichen Krankheiten zu geben (näheres vgl. bei Martius a. a. O.), so sei nochmals festgestellt, daß wir von erblichen Krankheiten nur soweit sprechen, als es sich dabei um erbliche Anlagen (Dispositionen), also Personalvarianten handelt, die bei gleichen Realisationsfaktoren, wie die, denen andere Menschen ausgesetzt sind, Zustände von Irresponsivität entstehen lassen. Erblich nennen wir sie deshalb, weil diese Erkrankungen in einer Aszendentenreihe sich häufig wiederholen. Die Anlage im Keimplasma selber ist dem Nachweis nicht zugänglich. Sie ist genau so ein fiktiver Begriff wie die „Vererbung" überhaupt. Hier, wie bei der Kausalität, handelt es sich nur um Bezeichnungsweisen unabänderlicher Vorgangsfolgen.

Personalvarianten gehören zur Konstitution, sind also erblich. Also sind alle Krankheiten erblich, bei denen die Personalvariante eine Rolle spielt. Sie sind um so häufiger erblich, je erheblicher dieser konstitutionelle Faktor ist. Daher sind Infektionskrankheiten nie als solche, sondern nur hinsichtlich ihrer Disposition erblich. Auch die mögliche Infektion einer Generationszelle durch ein Bakterium (Treponema pallidum der Syphilis) ist keine Vererbung der Krankheit, sondern eine konditionelle Keimesinfektion. Daher sind auch traumatische Erkrankungen nicht erblich. Niemand wird von erblicher Erkrankung reden, wenn Großvater, Vater und Sohn durch den gleichen Unfall ums Leben kommen. Doch ist eine vollkommen scharfe Trennung von erblichen und nicht erblichen Krankheiten nicht möglich, da immer das Erbgut eine, wenn auch oft kleine, Rolle spielt.

Erblich sind vor allem die wesentlich „endogenen" Krankheiten, wie Diabetes melitus, Gicht, Fettsucht, Diabetes insipidus, die harmlosen „Stoffwechselanomalien" Zystinurie und Alkaptonurie. Bei Erkrankungen bestimmter Organe ist die Erblichkeit wesentlich weniger häufig festzustellen, besonders bei solchen, bei denen Personalvarianten selten sind. Doch scheint bei der Tuberkulose der Lungen eine familiäre Disposition feststellbar zu sein. Sie beruht aber wohl auf anderen Dingen als nur auf der Enge der oberen Brustöffnung. Diese Enge des ersten Rippenringes hat viel von sich reden gemacht, als ein besonders schönes Zeichen einer morphologisch faßbaren Disposition zu einer Infektionskrankheit. Aber neuere Experimente haben ihre Wertigkeit doch stark in Frage gestellt. Doch weist die nicht seltene Beobachtung, daß Glieder derselben Familie die erste Lokalisation der Lungenerkrankung gemeinsam zeigen, auf eine besondere Disposition dieses Lungenteils unverkennbar hin.

Bei organischen Erkrankungen des Herzens ist nicht Sicheres bekannt, dagegen sind Gefäßkrankheiten, besonders Arteriosklerose, aber auch Gefäßneurosen ausgesprochen erblich. Ich beobachtete eine Patientin mit Raynaudscher Krankheit, deren Bruder, Mutter und eine Schwester der Mutter an ganz vorgeschrittenen Stadien der Krankheit

(z. T. mit Paronychien und Gangränbildung) litten. Konstitutionelle Tachykardien sind als familiär sehr bekannt und häufig, Bradykardien gleicher Art sind seltener. Der (nicht luetisch herbeigeführte) Schlaganfall, als Ausdruck arteriosklerotischer Gefäßruptur ist sehr oft familiär zu beobachten. Damit im Zusammenhang steht die Neigung mancher Familien zu Nierenerkrankungen. Auch hier liegt wohl der dispositive Angriffspunkt im Gefäßsystem. Es sind Fälle bekannt, in denen ganze aufeinanderfolgende Generationen der Glomerulonephritis zum Opfer fielen[1]). Besonders wichtig sind Beobachtungen, daß auch die an sich seltenere genuine Nephrose familiäre Bindung zeigt. So berichtet Volhard[2]) von zwei Brüdern, die beide mit dem Eintritt in die Entwicklungsjahre an der gleichartig verlaufenden Nephrose erkrankten. Die relative Seltenheit dieser Erkrankungsform macht diese Beobachtung besonders wichtig. Das klinische Bild der blanden Sklerose Volhards ist noch zu neu, um Sicheres auszusagen. Doch weisen gewisse jugendliche Fälle dieser Art auf eine starke konstitutionelle Komponente hin, die erbliche Beeinflussung voraussetzt. Die neuerdings eingeführte Mikrokapillaruntersuchung am Lebenden (O. Müller[3])) ist vielleicht berufen, die konstitutionelle Komponente dieser Erkrankungen schärfer faßbar zu machen.

Von Erkrankungen des Magendarmkanals ist in erster Linie das Magengeschwür zu nennen, dessen Erblichkeit von neueren Untersuchern in sehr hohem Prozentsatz (über 60 %) gefunden wurde. Als erblich-funktionelle Störung ist die konstitutionelle Achylie (Einhorn-Martius) gut charakterisiert und bekannt. Auch Dickdarmerkrankungen und Darmdyspepsien scheinen sich nicht ganz selten in der Aszendentenreihe zu häufen[4]).

Erkrankungen der Leber, namentlich Gallensteine können ganz ausgesprochen erblich auftreten. Die französische Schule macht dafür eine Hyperbilirubinämie, als familiär auftretende Personalvariante, wohl mit Recht verantwortlich. Manche Formen von Gelenkerkrankungen (Periarthritis destruens), werden gelegentlich familiär gesehen. Von Nervenerkrankungen kommen, abgesehen von einigen selteneren organischen Zuständen, besonders die Neurasthenie, aber auch funktionelle Psychosen in Betracht.

Eine recht wichtige Stellung nehmen die bösartigen Geschwülste ein, besonders das Karzinom. Bislang glaubte man, z. B. für das Magenkarzinom, höchstens eine Vererbung in etwa 10 % der Fälle annehmen zu müssen. Eigene Beobachtungen lassen mich aber zu der Überzeugung kommen, daß diese Zahl erheblich hinter den Tatsachen zurückbleibt. Bauer teilt aus der Literatur manche ganz

---

[1]) Pel: Zeitschr. f. klin. Medizin. Bd. 38.
[2]) Volhard: Die doppelseitigen hämatogenen Nierenerkrankungen. Berlin, Springer. 1918. S. 326.
[3]) Otfried Müller: Ztschr. f. angew. Anat. u. Konstit.-Forsch. Bd. 6. S. 175.
[4]) Vgl. Grote: Der Einfluß der Konstitution auf die Pathogenese der Magendarmerkrankungen. Halle, Marhold. 1920.

extreme Häufungen von familiären Tumoren mit. Für die Lokalisation dieser Tumoren scheint die Kreuzung einer Krebsanlage mit einer Minderwertigkeit einer bestimmten Organanlage bestimmend zu sein. Namentlich glaube ich auf die Bedeutsamkeit der Kreuzung einer Krebsdisposition (irgendwelcher Lokalisation) mit dem asthenischen Habitus, im Sinne einer pathogenetischen Bedeutung für das Magenkarzinom jugendlicher Personen unter 35 Jahren hinweisen zu sollen.

Von typischen Erkrankungen inkretorischer Drüsen ist häufige Vererbung beim Basedow und bei der Akromegalie bekannt. Bei anderen ist dies noch unsicher.

Viele Erkrankungen der Sinnesorgane gehören noch hierher: für die Otosklerose hat Körner[1]) den Nachweis ihrer konstitutionellen Verankerung geliefert. Für die Myopie hat jüngst noch Clausen[2]) ein umfangreiches Material, das ihre ganz enorme Vererblichkeit beweist, veröffentlicht, wenngleich man gegen die mendelistische Deutung, die Clausen seinen Befunden unterlegt, einige Bedenken nicht unterdrücken wird. Die Rot-Grünblindheit und die Nachtblindheit sind ebenfalls ausgesprochen erblich.

Berühmt ist die Vererblichkeit der Hämophilie dadurch geworden, daß sie scheinbar nur bei Männern sich ausbildete und bei Frauen im Keimplasma latent bleiben sollte. Frauen fungieren als „Konduktoren" des Übels. Man glaubte es danach mit einer „geschlechtsgebundenen" Erkrankung zu tun zu haben und hat hinsichtlich der Deutung ihrer Vererbbarkeit nach mendelistischen Prinzipien mancherlei Hilfshypothesen aufgestellt[3]). Aber dem ist nicht so (Martius). Frauen übertragen nicht nur das Gen der Hämophilie, sie erkranken auch selber daran. Männer überwiegen allerdings an Zahl die blutenden Frauen (Martius berechnet 13:1), aber ob von gesetzmäßiger Geschlechtsgebundenheit gesprochen werden darf, scheint nicht über jeden Zweifel sicher.

Was ist nach alledem nun praktisch die Hauptfrage der menschlichen Vererbungslehre? Keine andere als die: Kann man mit einiger Sicherheit bei dem Vorhandensein einer Krankheit in einer Aszendentenreihe voraussagen, daß die Kinder aus der fraglichen Ehe die Disposition, den Determinationsfaktor der Krankheit erben, sie also bei gegebenen Außenfaktoren realisieren, oder nicht?

Phänogenetische Forschungsergebnisse haben wir in exakter Form für den Menschen noch nicht, rein mendelistische Deutungen ohne diesen Untergrund müssen wir nach den früheren Überlegungen ablehnen. Es bleibt also nur die Verwertung des Begriffs der quantitativ, empirisch festzustellenden erblichen Belastung. Diese hat nun nach genealogischem Prinzip zu erfolgen.

---

[1]) Zit. nach Martius.
[2]) Verein der Ärzte, Halle 12. I. 1921. Münchener med. Wochenschr. 1921. Nr. 17.
[3]) Vgl. Dresel: Virchows Archiv. Bd. 224.

Der einfache und zugleich erschöpfende kausale Zusammenhang eines Menschen mit seiner Aszendenz ist das Verhältnis: Kind-Eltern. Diese Gruppe dreier Individuen bildet im Sinne der pathogenetischen Genealogie eine Familie (Martius). In ihr ist die Zygote mit ihren beiden elterlichen Komponenten realisiert. Einen anderen Familienbegriff gibt es für uns nicht. Der „Stammbaum", der noch in vielen Häusern als Beweis alter Herkunft sich findet, ist biologisch wertlos und hat höchstens juristischen Sinn, indem er die Herkunft des Mannesnamens anzeigt. Diese pseudogenealogische Stammbaumforschung beruht auf der Annahme, daß dem „Mannesstamm" oder der männlichen Erbmasse irgendeine (geistige? körperliche?) Prävalenz, Überwertigkeit gegenüber dem weiblichen Anteil innewohne. Auf keine Weise hat sich das erhärten lassen. Aus zytologischen Gründen und züchterischen Erfahrungen, sowie aus der eingehenden Untersuchung der Genealogie fürstlicher Familien[1]) hat sich mit vollkommener Sicherheit zeigen lassen, daß potentiell nicht der geringste Unterschied zwischen der „Erbkraft" von auf dem weiblichen oder männlichen Wege dem Kinde überkommenen Eigenschaften zu finden ist. Besonders den auf dem männlichen Wege überlieferten Eigenschaften kommt keine irgendwie erkennbare größere „Dominanz" zu. Der „Stammbaum" also, der von einem „Stammvater" ausgehend wesentlich die männlichen Deszendenten in den späteren Generationen verfolgt, meist unter Vernachlässigung der in die Reihe hineinheiratenden Frauen, hat nur soziologischen und keinerlei biologischen Wert.

Für die Pathogenese belangreich ist lediglich der Zusammenhang der „Keimverwandtschaft" (Martius), der unmittelbar durch die Zygote, d. h. durch das Familienverhältnis Kind-Eltern, miteinander direkt verbundenen Mitglieder einer Individuenreihe.

Graphisch wird diesem Verhältnis ausschießlich die Ahnentafel gerecht. Der Stammbaum verfolgt von einem Menschen, der in der Vergangenheit gelebt hat, dem Stammvater aus, die von ihm abstammenden Individuen gleichen Namens bis zur Gegenwart. Die Ahnentafel geht den umgekehrten Weg: von einem jetzt lebenden Menschen (dem „Probanten") wird rückwärts die ganze Zahl seiner tatsächlichen Ahnen festgestellt, aller der mit ihm durch das Stadium der Zygote, der befruchteten Keimzelle, in unmittelbarer Keimverwandtschaft stehenden Menschen ermittelt.

Siehe nebenstehendes Schema (Abb. 1).

Die den einzelnen Personen unterlegten Zahlen entsprechen der Numerierung der Ahnen nach Kekulé v. Stradonitz, die heute von der wissenschaftlichen Genealogie allgemein angenommen ist[2]).

---

[1]) Haecker: Die Erblichkeit im Mannesstamm und der vaterrechtliche Familienbegriff. Jena 1917.

[2]) Über die genealogische Methodik im Einzelnen vgl. Devrient: Familienforschung. Leipzig, Teubner. 2. Aufl. 1920.

Schon aus dem Schema erhellt, daß der Anteil der den väterlichen Familiennamen tragenden Personen an der Erbmasse des Probanten klein ist und mit jeder Generation zurück immer kleiner wird. Die beiden Ströme von Ahnenplasma, die sich im Probanten vereinigen, sind bezüglich der Verteilung auf beide Geschlechter biologisch gleichwertig.

Wenn man die Zahl der möglichen Ahnen aller lebenden Menschen an Hand der arithmetischen Progression errechnen wollte, so käme man bald an eine so ungeheure Summe von Individuen, wie sie die Erde nie bevölkert hat. Dieser Widerspruch wird aber aufgeklärt dadurch, daß in allen Ahnentafeln, mehr oder weniger weit zurück, „Ahnenverluste" auftreten. Sie kommen zustande durch die Tatsache, daß alle Geschwister gleiche Ahnen haben und daß die weiter zurückliegenden Ahnenreihen für immer mehr Menschen gemeinsam werden.

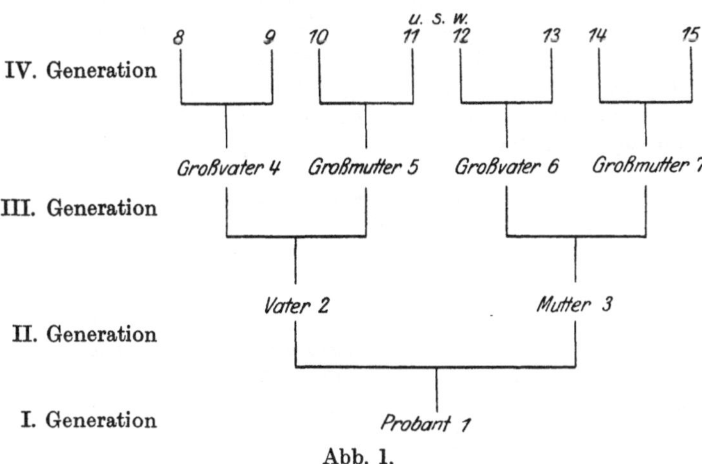

Abb. 1.

Bei Verwandtenehen ist das schon in den nächsten Reihen der Fall. Heiratet z. B. ein Vetter seine Kusine, die also zwei Großeltern gemeinsam haben, so hat ihr Kind in der dritten Generation 4 Ahnen, in der vierten Generation aber nur 6 statt 8, in der fünften nur 12 statt 16 usf. Bei fürstlichen Häusern, in denen Inzucht in diesem Sinne aus dynastischen Gründen häufig war, nimmt dieser Ahnenverlust ganz gewaltigen Umfang an. So müßte Kaiser Wilhelm II. in der 12. Generation rückwärts rechnerisch 4096 Ahnen haben, die häufigen Verwandtenehen reduzieren die Zahl der effektiven Ahnen auf 275! Auf diese Weise haben fürstliche Häuser, die sich auf die Zahl der Ahnen etwas zugute tun, in der Tat am wenigsten. Der gleiche Vorgang wiederholt sich natürlich in allen Familien mehr oder weniger oft. Bei dem Mangel an Freizügigkeit in früheren Jahrhunderten waren Verwandtenehen (die ja nicht so eng zu sein brauchen, wie zwischen Vetter und Kusine) eine wesentlich häufigere

Erscheinung als heute. Ähnliche Verhältnisse sind jetzt noch in kleineren Landgemeinden gegeben. Somit ist ein sozialer Faktor, wie die Freizügigkeit wichtig für die Blutdurchmischung.

Nun hat dieser Ahnenverlust weiterhin eine ungeheure pathogenetische Bedeutung. Er bedeutet nichts anderes als eine Verdoppelung, unter Umständen eine Vervielfachung des erblichen Einflusses der Eigenschaften einer und derselben Person. Wie sich das geltend machen kann zeigt Martius sehr schön an der von Lorenz mitgeteilten Ahnentafel des durch Schiller so sehr idealisierten Infanten von Spanien Don Carlos. Seine Ahnentafel weist einen Ahnenverlust durch kreuzweise Heirat zweier Geschwisterpaare auf (a b und A B = a B und A b). Dadurch kommt es zustande, daß die geistig gestörte Isabella von Kastilien in der vierten Ahnenreihe viermal unter 16 Ahnen erscheint. Auf vier verschiedenen Wegen hat sich also die pathogene Veranlagung dieser Ahnfrau auf ihren Ururenkel auswirken können. In der Tat war er denn auch „ein konstitutionell recht jämmerliches Produkt pathogenetischer Inzucht".

Eine eigene Beobachtung, die gehäufte Belastung mit zwei verschiedenen Dispositionen sehr eindringlich zeigt, sei hier mitgeteilt (die Namen sind fingiert):

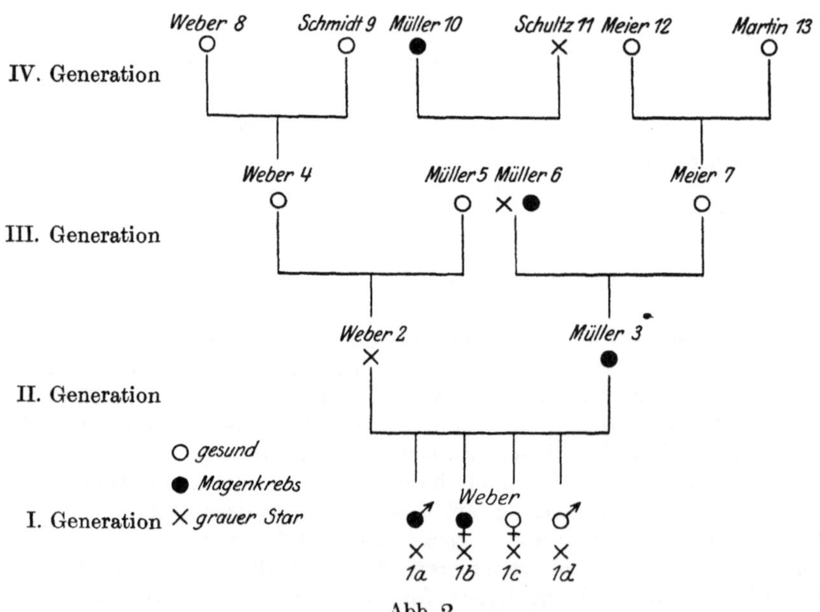

Abb. 2.

Das bedeutet: Von den vier Geschwistern Weber (Gen. 1) starben zwei an Magenkrebs, alle vier bekamen einen grauen Star. Der Vater Weber (2) litt an grauem Star, die Mutter (geb. Müller) starb an Magen-

krebs. Beide waren Vetter und Kusine. Der Vater Müller (6), der
an Krebs starb und vorher einen grauen Star bekam, war der Bruder
der Frau Weber geb. Müller (5), die gesund war, wenigstens diese
beiden Erkrankungen nicht hatte. Beider Eltern (Müller und Schultz
10 u. 11) kommen also in der Ahnentafel der Kinder Weber zweimal
vor. Auf zwei Wegen gewinnt die Erbintensität der Star- und Krebsdisposition Bedeutung für die Nachkommen. Und zwar, wie wir sehen,
in ungeheuer verstärktem Maße. Alle vier Kinder sind krank. Lediglich auf mendelistischer Grundlage ist das nicht zu deuten, mit dem
reinen Dominanzbegriff kommen wir nicht weiter, denn andere Geschwister Weber (2) sind gesund geblieben. Auch die Mutter (5) war
gesund.

Müssen nun die übrigen, schon durch das Augenleiden stark geschädigten Geschwister Weber an Magenkrebs erkranken und zugrunde
gehen? Der untersuchte jüngste Sohn von etwa 30 Jahren war bis
jetzt beschwerdefrei und bot auch objektiv nichts für ein beginnendes
Karzinom Charakteristisches. Es ist durchaus möglich — sogar, wie
der oben angeführte Fall von Bethke lehrt, fast wahrscheinlich!
Jedenfalls erwächst ärztlich die Aufgabe höchster Aufmerksamkeit auf
die Anfänge des Leidens. Sobald der geringste Anhalt sich einstellt,
wird man mit der Laparotomie nicht zögern dürfen.

Diese Betrachtungen zeigen noch ein Weiteres. Nicht die Verwandtenehe an sich ist ein pathogenes Moment, die Inzucht ist ohne
weiteres für die Nachkommenschaft unbedenklich. Darüber sind sich
alle Autoren heute einig. Nur die Qualität der Gene, deren Einfluß
sich durch Inzucht in vorher nicht berechenbarem Maße vervielfachen
kann, nötigt uns im gegebenen Falle von der Inzucht abzuraten.
Leider stehen im allgemeinen nicht genügend genealogische Daten
zur Verfügung, um die Erbmasse weit genug rückwärts überschauen
zu können. Besonders ist die Feststellung der Krankheiten der Vorfahren sehr schwierig und, wegen der unsicheren Bezeichnungen, oft
unmöglich. Hätte man aber im bestimmten Falle in dieser Beziehung
einwandfreies Material zur Verfügung, so liegt kein objektiver Grund
vor, gegen eine Verwandtenehe Bedenken zu erheben. Daß auf der
anderen Seite die Möglichkeit besteht, vorteilhafte Gene (Talente usw.)
in ihrem Einfluß zu verstärken, liegt danach auf der Hand. Die
Aszendenz Johann Sebastian Bachs zeigt eine derartige mehr
oder weniger bewußt betriebene Inzucht. Auch mögen solche reale
Erfahrungen alte Herrschergeschlechter wohl mitbestimmt haben, bewußt sehr enge Inzucht zu treiben (Geschwisterehen im Inkareich und
bei den Pharaonen u. dgl.).

Die Erkennung einer erblichen Belastung ist also nur durch die
Ahnentafel unter Berücksichtigung des biologischen Familienbegriffs
möglich. Die Ahnentafel sagt nur, daß die in Frage stehende Disposition so und so oft in der Keimverwandtschaft vorkommt. Aber
das ist schon genug, denn die Wahrscheinlichkeit ihres Wiederauftretens erhöht sich fraglos mit dieser Häufigkeit, verstärkt sich be-

sonders bei Inzuchtbelastung, da gegebenenfalls „entlastende“ gesunde
Ahnen fortfallen [1]).

Noch ein Problem gewinnt in diesem Zusammenhange eine Bedeutung. Das ist die Frage, ob körperliche oder krankhafte Veränderungen, die ein Einzelwesen neu erwirbt, auf die Gestaltung
seiner Nachkommenschaft von Einfluß sind. Allgemein fallen ja Veränderungen bleibender oder vorübergehender Natur, die ein krankhafter Vorgang herbeigeführt hat, unter den Begriff der konditionellen
Umstände oder Eigenschaften einer Person. Im Einzelfalle würden
sich also z. B. folgende Fragestellungen ergeben: Hat eine chronische
Magen-Darmerkrankung, die beispielsweise zu einem dauernden Verlust der Magensaftabsonderung geführt hat, oder eine chronische Herzerkrankung, die zu einer anatomischen Veränderung der Herzinnenhaut
und zu funktionellen Kompensationsstörungen des Kreislaufes führt,
oder etwa eine chronische Nierenerkrankung, deren Verlauf sich über
Jahrzehnte erstreckend allmählich zu einem fortschreitenden Versagen
der Nierentätigkeit führt, auf die Nachkommenschaft dieses Menschen
einen Einfluß derart, daß die Kinder mit mangelhafterem Magen-
Darmkanal, Kreislaufsorganen oder Nieren auf die Welt kommen? Hat
die Kondition eines Elters Einfluß auf die Konstitution des
Nachkommen? Es ist klar, daß dieses pathogenetische Problem, das
zweifellos praktisch eine große Bedeutung haben kann, in den Mittelpunkt der Streitfragen führt, die sich an die Erörterung der Frage
nach der Vererbung erworbener Eigenschaften angeschlossen haben.
Man darf nicht übersehen, daß seit fast 100 Jahren trotz scheinbar
zeitweiliger Erledigung diese Fragestellung augenscheinlich nicht zur
Ruhe kommt. Nachdem die Möglichkeit der Vererbung erworbener
Eigenschaften durch Lamarck zum Mittelpunkt eines naturwissenschaftlichen Systems gemacht worden war, — auf das „Wie“ dieser
Erwerbung soll es uns hier zunächst nicht ankommen —, erfuhr das
Problem die lebhafteste Ablehnung seitens des extremen Darwinismus,
wenngleich der sehr weitblickende Darwin selbst durchaus nicht das
Vorkommen dieses Vererbungsverhältnisses von vornherein für unmöglich hielt. Die Konsequenzen, die die Weismannsche Schule zog,
indem sie die Vererbung erworbener Eigenschaften vollkommen aus
dem Bereich der Artbildung sowohl wie der Individualentwicklung
herausstrich und sie lediglich durch das Prinzip der Naturzüchtung
und der Germinalselektion ersetzen wollte, sind augenscheinlich über
das Ziel hinausgegangen. An Versuchen, diese Vererbungsweise ex-

---

[1]) Diese Anschauungen werden sich mit der Zeit mehr und mehr in der
Klinik Geltung verschaffen. Jetzt muß man leider feststellen, daß die durch-
schnittliche Bildung der jungen Mediziner in dieser Richtung noch mehr wie
dürftig ist. Wie oft liest man in Krankengeschichten die rein formale Anmer-
kung: Familienanamnese ohne Besonderheiten! Oder, bei einer Frau etwa:
Ehemann gesund, sonst Familie o. B. Der Zustand des Gatten ist für den
Patienten nur konditionell von Belang, nur für die Frage von Infektion
(Lues usw.) spielt das eine Rolle. Weiter sagt das aber nichts. Aber eine
„Familienanamnese o. B.“ gibt es überhaupt gar nicht!

perimentell und theoretisch zu begründen, hat es nie gefehlt, doch scheint es, daß die Versuche nicht mit zureichender Methodik ausgeführt wurden. Es gibt ja zahlreiche scheinbar schlagende Beweise für die Nichtvererbung erworbener Eigenschaften. Neben den bekannten Versuchen Weismanns, der die Nichtvererbbarkeit individuell erworbener Verstümmlungen durch die Verfolgung vieler Generationen von Mäusen mit künstlich kupierten Schwänzen schlagend zeigte, ist nur zu verweisen auf den mangelnden Einfluß, den die bei den Juden seit Tausenden von Generationen durchgeführte Beschneidung auf die Nachkommenschaft ausübt, schließlich darauf, daß das menschliche Hymen trotz in jeder Generation wiederkehrender Zerstörung keineswegs eine Neigung zur Rückbildung durch Vererbung zeigt. Um noch ein Beispiel zu nennen, wäre an die Rückbildung der fünften Zehe des Menschen zu erinnern, die von manchen Untersuchern als ein durch Vererbung gehäufter Erfolg des Tragens von mehr oder weniger engem Schuhzeug aufgefaßt wird. Ein Vergleich mit barfuß laufenden Naturvölkern zeigt, daß auch bei diesen die fünfte Zehe der Rückbildung unterliegt, daß es sich also nicht um eine Vererbung einer körperlichen Eigenschaft handelt, die durch äußere Verhältnisse umgestaltet wird. Ein Einfluß derartig grober Eingriffe auf das Soma scheint demnach wenigstens im Sinne einer gleichartigen Übertragung auf die Nachkommenschaft in der Tat nicht vorzukommen. Doch ist das Problem als solches nicht grundsätzlich hiermit erledigt.

Die Vererbungswissenschaft hat den Begriff der Modifikation geschaffen und ihn etwa so umschrieben, daß die Modifikation einer Art durch allerhand Ernährungs- und Standortseinflüsse entsteht und sich formal etwa mit dem deckt, was wir beim Menschen als Kondition bezeichnen. So gibt es von der bekannten chinesischen Primel eine rote und eine weiße Rasse. Es ist bemerkenswert, daß die Blütenfarbe in hohem Grade von einem leicht zu verändernden Außenfaktor, nämlich der Temperatur, abhängt. Eine konstant rotblühende Rasse ergibt bei Keimlingen, die bei Temperaturen von 30 bis 35 Grad kultiviert werden, weiße Blüten, während die bei 15 bis 20 Grad gezogenen Pflanzen, normale rote Blüten haben. Bringen wir einen solchen weißblütig gewordenen Primelstock wieder in ein kühles Gewächshaus, so bleiben zwar die vorhandenen weißen Blüten weiß, aber die sich späterhin entwickelnden Blüten sind wieder ganz normal rot. Eine andere Rasse der chinesischen Primel reagiert auf Temperatureinflüsse in keiner Weise mit einer Modifikation ihrer Blütenfarbe. Die äußerliche Veränderung der ersten Rasse bezeichnen wir als temporäre Modifikation und ihr Auftreten überhaupt, also die spezifische Art der Reaktion auf Außenbedingungen, die Modifikabilität, ist das Charakteristikum der ersten Rasse. Diese Reaktionsfähigkeit wird vererbt, nicht das Reaktionsprodukt selbst. Die Modifikation an sich ist nicht erblich. Doch gibt es Modifikationen, Reaktionen auf Außenbedingungen, die bis zu einem gewissen Grade eine Nachwirkung in den folgenden Generationen erkennen lassen.

Der kleine Planktonkrebs Hyalodaphnia wird in seiner Körperform sehr stark durch Temperaturen, Art der Ernährung u. a. beeinflußt. Besonders leicht modifizierbar ist die Höhe des Kopfes. Es ließ sich nachweisen, daß Tiere, die bei 10 Grad Celsius und knapper Ernährung gezogen wurden, in der Entwicklung des Kopfes weit hinter Tieren zurückstanden, die in der Wärme und unter reichlicher Ernährung gezüchtet wurden. Woltereck fand, daß auch die Nachkommen von Tieren, die unter ungünstigen Bedingungen gehalten waren, deutlich kurzköpfiger waren, als die mit ihnen unter den gleichen Verhältnissen gehaltenen Nachkommen gut behandelter Tiere. Erst von der dritten Generation an verschwand diese Nachwirkung. Sehr bemerkenswert sind Modifikationsversuche an Mäusen, die Sumner angestellt hat. Tiere, die bei durchschnittlich 21 Grad Celsius aufgezogen wurden, hatten einen verhältnismäßig längeren Schwanz als im übrigen gleichartige Tiere, die bei durchschnittlich 5 Grad Celsius gezüchtet wurden. Die Nachkommenschaft der Kälte-Wärme-Mäuse behielt unter gleichen Bedingungen aufgezogen den charakteristischen Unterschied in der Schwanzlänge wie die Eltern.

Wie Erwin Baur, aus dessen Buch diese Beispiele entnommen sind, richtig bemerkt, kann hier von einer direkten Beeinflussung der Keimlinge durch die Außentemperatur nicht die Rede sein, da ja das Säugetier unabhängig von der Außentemperatur seine Eigenwärme zu regulieren vermag. Es handelt sich also nicht um sog, „Parallelinduktion“. Es muß sich also um indirekte Wirkungen handeln, um Vorgänge, die im Körper der Eltern zunächst durch den Außenfaktor verändert, sekundär das Keimplasma der Nachkommenschaft in dem einen oder anderen Sinne beeinflussen. Entsprechende Beobachtungen sind mehrfach bei Schmetterlings- und Käferarten gemacht worden, bei denen sich gelegentlich zeigte, daß in der Nachkommenschaft modifizierter Tiere die Modifikation sich erhielt, ohne daß die ursprünglichen Bedingungen, unter denen die erste Abweichung konstatiert wurde, weiter fortgedauert hätten.

In diesem Zusammenhange muß noch einer anderen Erscheinung gedacht werden, die auf die Veränderung der Arten einen vielleicht ausschlaggebenden Einfluß ausübt. Sie erschien nach ihrem ersten Bekanntwerden durch de Vries sogar als die einzige Möglichkeit, durch die eine Abänderung oder Fortentwicklung des Artplasmas überhaupt möglich ist. Es handelt sich um die Vorgänge der Mutation. Wir verstehen darunter die Erscheinung, daß aus irgendwelchen, meist unbekannten, aber anscheinend gelegentlich auch äußeren Ursachen die Nachkommen eines Elters oder eines Elternpaares neue in der Aszendenz überhaupt nicht vorhandene Eigenschaften (keine Kreuzungsnova) aufweisen. Eine Mutation ist eine Änderung des Idioplasmas, die auf etwas anderem als auf einer Neukombination von Grundunterschieden beruht (Baur). Dabei ist die Größe des Unterschiedes zwischen der Ausgangssippe und dem neuen Typus ganz unwesentlich für die Definition. Mutationen können erhebliche Änderungen einer Eigenschaft bedeuten, können sich aber auch nur ganz minimal von der Stammform unterscheiden. Nur die Untersuchung der weiteren Nachkommenschaft entscheidet darüber, ob eine derartige Variante die Wertigkeit einer Mutation oder nur die einer Modifikation hat. Den tatsächlichen Nachweis, daß durch äußere Beeinflussung auch schon einer einzigen Generation erbliche Mutationen hervorgerufen werden können, hat Tower für den Koloradokäfer (Leptinotarsa decemlineata) geliefert. Nach Haeckers Darstellungen kommen die prinzipiellen Unterschiede zwischen einer Modifikation und einer echten Mutation im Experiment sehr prägnant zu Ausdruck. Wirkten bei diesem Käfer äußere Umstände (Wärme, Kälte, Feuchtigkeit) auf das Puppenstadium ein, solange deren Geschlechtszellenreife noch nicht eingesetzt hatte, so wiesen die betreffenden Tiere nach der Entwicklung bestimmte Färbungsänderungen auf, die aber nicht erblich waren, d. h. die unter normalen Bedingungen gezogenen Nachkommen zeigten die normale Färbung. Ähnliche Verhältnisse liegen bei den bekannten Versuchen von Standfuß über Kälteaberrationen bei Schmetterlingen (besonders Vanessaarten) vor. Bei diesen rein somatogenen Abänderungen war eine nachträgliche Beeinflussung der später sich entwickelnden Geschlechtszellen offenbar nicht eingetreten. Wirken aber die äußeren Bedingungen auf das bereits vollkommen entwickelte Tier während der Geschlechtszellenreife ein, so wird dieses Tier selbst nicht mehr beeinflußt, aber die aus seinen Geschlechtszellen hervorgehenden Nachkommen zeigen Abänderungen, die großenteils erblich waren, und bei Rückkreuzung mit der Stammform nach den Mendelschen Regeln aufspalteten. Durch Einfluß starker Wärme, starker Trockenheit und niederen Luftdrucks gelang es Tower so eine blasse Form des Käfers zu ziehen (Mut. pallida). Aus der Kreuzung Pallida mit der Stammform gingen F_1-Tiere vom Aussehen der Stammform hervor und in der F_2-Generation entstanden 75% Dezemlineata- und 25% Pallidatiere.

Der wichtigste Punkt scheint demnach die Beeinflussung des Keimplasmas auf indirektem Wege zu sein. Es handelt sich um das Problem, das von Forel auf pathologischem Gebiet mit dem Begriff der Blastophthorie gekennzeichnet ist. Unklar ist der Weg, den die Schädigung von der veränderten Körperzelle des Elters zu der Keimzelle des Kindes nimmt. Es ist kein Zweifel, daß entsprechende Vorgänge in der menschlichen Pathologie eine beträchtliche Rolle spielen. Die Einwirkungen, die chronische Krankheitszustände der Eltern, z. B. der chronische Alkoholismus oder die chronische Syphilis und Tuberkulose auf die Nachkommenschaft haben, wobei keineswegs die gleichen oder gleichsinnig gerichteten Veränderungen bei ihnen auftreten, können nicht übersehen werden. So ist das Zusammentreffen von Alkoholismus der Eltern und Epilepsie der Kinder eine durch seine Häufigkeit weit über den Zufall hinaus gehobene Tatsache. Einen ähnlichen Zusammenhang kann man vielleicht zwischen der Syphilis der Eltern und dem psychischen und körperlichen Infantilismus ihrer

Deszendenten erblicken. Abkömmlinge tuberkulöser Eltern brauchen nicht nur die spezifische Tuberkulosedisposition zu ererben, sondern können in mannigfacher anderer Weise Wachtums- und Entwicklungsstörungen aufweisen, deren Zustandekommen mit der Außenbedingung des Tuberkelbazillus nur sehr mittelbar in Zusammenhang stehen kann. Andererseits braucht man die Erkenntnis nicht zu vernachlässigen, daß z. B. der chronische Alkoholismus in einer Reihe von Fällen sich seinerseits erst in einem Milieu ausbildet, das wohl in mancher psychischen und physischen Hinsicht als abnorm, im Sinne einer Personalvariante, bezeichnet werden darf, aber in einer ebenso großen Reihe von Fällen von Haus aus nicht so weitgehend gestört erscheint, daß die schweren Beeinträchtigungen der Nachkommenschaft dadurch allein, d. h. ohne den dazu getretenen Alkohol begriffen werden könnten.

Es ist für die Verhältnisse der menschlichen Krankheitsentstehung zunächst gleichgültig, ob wir das Auftreten einer Krankheitsanlage in einer Deszendentenreihe uns auf mutativem Wege oder als Modifikation vorstellen. Das ist eine mehr oder weniger formale Frage, da wir ja gesehen haben, daß auch eine Standortsmodifikation auf die Nachkommenschaft weiter wirken kann. Viel wichtiger scheint es, den Weg zu verstehen, auf dem das Keimplasma verändert wird, den Mechanismus zu begreifen, durch den eine körperliche Veränderung der Eltern, eine konditionelle Eigenschaft, der Nachkommenschaft durch das veränderte Keimplasma ihren Stempel aufdrücken. Als Übermittler dieses Reizes, gewissermaßen als Zwischenträger zwischen der Kondition der Eltern und der Konstitution der Kinder scheint nun ein Organsystem zu dienen, dessen Wichtigkeit für die gesamte Pathologie überhaupt täglich klarer erkannt wird: Es sind die inkretorischen Drüsen. Die Bedeutung der Funktionen dieser Organe kann gar nicht hoch genug eingeschätzt werden. Die neueren Forschungen lassen es als sicher erkennen, daß der gesamte Tätigkeitsablauf des Organismus, besonders auch die Periodizität seiner Entwicklung, seines Wachstums, seiner Reife und seines Vergehens, abhängig sind von einer automatisch ineinandergreifenden, sich selbst regulierenden Tätigkeit dieser Drüsen. Man geht wohl nicht zu weit, wenn man annimmt, daß das Ausschlaggebende für die Konstitution des einzelnen Körpers die konstitutionelle Einstellung dieses Drüsensystems ist, daß sie nicht nur ein funktionelles, sondern auch im weitesten Sinne ein formgebendes Prinzip im Körper darstellen. Die Beteiligung der einzelnen inkretorischen Drüsen an bestimmten Krankheitsbildern ist nur zum ganz kleinen Teil bekannt. Diejenigen Krankheiten, bei denen man zunächst an die Erkrankung oder die veränderte Tätigkeit einer ganz bestimmten isolierten inkretorischen Drüse glaubte festhalten zu müssen, wie die Basedowsche Erkrankung, die Addisonsche Erkrankung, die Akromegalie enthüllen mehr und mehr ihren pluriglandulären Charakter; es handelt sich bei ihnen immer um eine Erkrankung des ganzen Systems oder wenigstens eines großen Teils dieser Organe. Wir sind bei der Erforschung dieser Verhältnisse auf die Untersuchungen von Ausfallserscheinungen und auf die Ergebnisse, die die Behandlung mit der Zufuhr inkretorischer Drüsensubstanz bei einzelnen Krankheitszuständen zeitigt, angewiesen. Die spezifischen Produkte, die Inkrete, sind uns nicht bekannt mit Ausnahme des Adrenalins, des Produktes der Nebenniere und vielleicht des der Schilddrüse. Wir arbeiten mit einem provisorischen Begriff, wenn wir die Inkrete unter der Bezeichnung Hormone zusammenfassen, ebenso bewegen sich unsere Vorstellungen überhaupt hormonaler Wirkungsweise noch durchaus auf hypothetischem Gebiet. Dennoch sind Ansätze zur Erkenntnis da, die einen weiteren Ausblick gestatten.

Durch neuere Versuche ist nachgewiesen worden, daß durch äußere Einwirkung auf bestimmte inkretorische Drüsen die Wachstumsform mancher Tierarten abgeändert werden konnte. So stellten Gudernatsch und nach ihm Adler und Romeis fest, daß durch Verfütterung von Schilddrüsensubstanz die Metamorphose von Kaulquappen in Frösche stark beschleunigt wurde, daß das Kaulquappenstadium also abgekürzt wurde und das fertige Tier eine Art von Zwergwuchs aufwies. Das Umgekehrte, eine verlängerte, ja eine aufgehobene Metamorphose mit der Bildung von Riesenkaulquappen gelang durch die Verfütterung von Thymussubstanz. Hart konnte durch Abtrennung der Thymusdrüse beim Axolotl das Wachstum hochgradig hemmen und es erwies sich, was das Bedeutungsvollste dabei ist, daß diese Wachstumshemmung erblich war. Diese Versuche sind weiterhin auch von Abderhalden aufgenommen worden, der zeigen konnte, daß die Wirkungen der Drüsensubstanz auf die Froschmetamorphose nicht an eiweißhaltige Körper gebunden ist.

Durch diese Experimente, deren Weiterfortführung beim Warmblüter nur eine Frage der Zeit ist, die aber schon in ihrem jetzigen beschränkten Umfange das prinzipiell Wichtige deutlich erkennen lassen, geht hervor, daß eine Keimplasmabeeinflussung durch äußere Wirkung nur auf dem Wege über das inkretorische Hormon möglich ist. Sie geben auch gleichzeitig den Aufschluß darüber, warum die Verstümmelungsversuche Weismanns an dem eigentlichen Problem der Vererbung erworbener Eigenschaften vorbeizielen mußten. Diese Eingriffe waren zu grob und trafen nicht, wie sich Hart[1]) ausdrückt, „die Kräfte, die die Entwicklung des Ganzen und der Teile des Körpers treiben und richten". Hart hat denn auch letzthin in aller Klarheit ausgesprochen, daß nur solche äußeren Bewirkungen überhaupt zu einer vererbbaren Änderung des Organismus zu führen vermögen, die eine allgemeine Wirkung der inkretorischen Hormone auf alle Zellen des Körpers ständig oder wenigstens eine lange Zeit hindurch ausüben. Durch diese experimentell schon gestützte Funktion der inkretorischen Organe gewinnt die Vorstellung von Roux,

---

[1]) Berliner klin. Wochenschr. 1920. Nr. 28.

daß jeder Körperzelle auch ein Teilchen Keimplasma anhaftet und auf diese Weise eine Veränderung durch äußere Bewirkungen doch dem Keimplasma zugeführt würde, einen Inhalt und nimmt ihr den Charakter des Provisorischen.

Mit dem Nachweis dieses Weges ist allerdings eine Frage noch nicht gelöst. Es bleibt zunächst das Problem offen, ob die Beeinflussung des Keimplasmas durch eine äußere konditionelle Eigenschaft des Elters immer gleichsinnig wirkt, ob sie nur allgemein das Keimplasma umstimmt oder welche gesetzmäßigen Verhältnisse gegebenenfalls die Entstehung einer andersartigen Außeneigenschaft bei dem Nachkommen herbeiführen. Es wird Aufgabe der klinischen Beobachtung sein, herauszubringen, ob eine Darmerkrankung, die auf inkretorischem Wege das Keimplasma angreift, nun in gleicher Weise bei der Nachkommenschaft sich auswirkt oder ob nicht notwendig das Ausgangsorgan in der folgenden Generation betroffen ist. Von größter Wichtigkeit sind hier diejenigen Erkrankungszustände, bei denen man sekundär das Auftreten inkretorischer Störungen beobachtet. Die Beteiligung inkretorischer Drüsen bei sehr regelmäßig vererbbaren Krankheiten und Mißbildungen, wie der Rotgrünblindheit, der Sechsfingerigkeit, einzelnen Stoffwechselstörungen, vielleicht auch bösartigen Neubildungen, muß in dieser Beziehung durchgeprüft werden. Unter diesem Gesichtswinkel ist die menschliche Pathologie noch gar nicht bearbeitet worden. Aber schon diese einfachen Versuchsergebnisse gestatten einen Ausblick auf innere Zusammenhänge, an deren Problemen bis jetzt alle Erklärungsversuche gescheitert sind. Es ist wieder Hart gewesen, der die Bedeutung dieser Befunde für die phylogenetische Entwicklung des Organismus ins rechte Licht gerückt hat und dadurch wenigstens in nuce die Brücke geschlagen hat von dem Problem der Konstitution zu den letzten Fragen, die die ganze Biologie überhaupt beherrschen.

Die Untersuchungen Haeckers zeigen, wie die Erforschung der Ontologie, der Individualentwicklung, den Gesetzen des Mendelismus auch bei dem so unübersichtlich zusammengesetzten Erbmaterial des Menschen Geltung zu verleihen scheint. Wenn Haecker fordert, daß die entwicklungsgeschichtlichen Untersuchungen über die anatomisch feststellbare phänokritische Phase hinaus auf die physiologischen Ursachen der jeweiligen Eigenschaftsentwicklung fortgeführt wird, so geben die zuletzt erörterten Ergebnisse der Forschung über den formbildenden Einfluß der inkretorischen Drüsen in dieser Richtung einen wichtigen Hinweis auf ihre Natur. Ob alle Beeinflussungen auf das Keimplasma über die inkretorischen Drüsen gehen müssen, oder ob daneben noch andere Mechanismen in Tätigkeit treten können, muß späterer Erfahrung zu entscheiden vorbehalten werden. Eine sichere funktionelle Komponente des Vererbungsvorganges ist im Umriß jedenfalls in der Wirkung der Inkrete erkannt.

Die konstitutionelle Bewertung eines Menschen in der praktischen Klinik kann demnach an der Notwendigkeit, die „pluriglanduläre

Formel" festzustellen, nicht vorübergehen. Diese Forderung ist viel leichter gestellt als erfüllt, da uns exakte Nachweismethoden, besonders auch quantitativ vergleichbare Verfahrungsweisen für die Leistung der inkretorischen Drüsen noch so gut wie gänzlich fehlen. Methoden des Adrenalinnachweises im Blut sind zwar nicht bekannt, aber praktisch nicht einfach und in der Beurteilung nicht eindeutig. Es handelt sich um den Nachweis der Adrenalinwirkung des Serums auf die Uterusmuskulatur des Warmblüters, den A. Fraenkel erbracht hat. Über die übrigen Inkrete können wir exakt messend gar nichts aussagen. Nur eine genaue klinische Untersuchung, die auf Ausfalls- und Überfunktionserscheinungen auf das Genaueste zu achten hat, gibt uns einen ungefähren Anhalt, ob das inkretorische System in seinem Gleichgewicht gestört ist oder nicht. Auf die besondere Wichtigkeit der Beobachtung sekundärer inkretorischer Schädigungen, die andersartigen organischen Erkrankungen folgen, ist schon oben hingewiesen.

Zusammenfassend läßt sich über die gesamte Bedeutung der bisher erörterten Dinge etwa folgendes sagen: Die konstitutionell in den verschiedensten Richtungen der Lebenstätigkeit sich aussprechende Veranlagung des Menschen ist verantwortlich und maßgebend für die Reaktion der Einzelperson gegen von außen oder innen kommende Beeinflussungen und Schädlichkeiten. Aus dem Zusammenwirken dieser Faktoren entstehen die konditionellen Momente des Individuums, die teilweise, soweit sie akute Krankheiten darstellen, überwunden werden können, aber auch im inneren Getriebe funktionelle und anatomische Veränderungen zurücklassen können, die unter Umständen einem Ausgleich nicht mehr zugänglich sind. Betreffen diese konditionellen Beeinflussungen des Körpers auch das inkretorische System, so kann das Keimplasma in einer noch nicht zu übersehenden Richtung, gleichsinnig mit der konditionellen Erwerbung oder ungleichsinnig zu ihr geschädigt und damit ein Konstitutionsunterschied des Nachkommen bedingt werden. Dieser Konstitutionsunterschied kann sowohl in einer mehr allgemein zusammenfassenden Regulationsstörung des Organismus liegen, als auch den Ausgangspunkt einer bestimmten Krankheitsdisposition, also einer neuen Personalvariante, in dem Kinde bedeuten. Die Entstehung dieser Krankheitsanlage in einer Deszendentenreihe durch konditionelle Veränderung des Elters ist von dem Boden dieser Hypothese begreifbar.

Das ganze Problem läßt sich mit anderen Worten kurz so fassen: **Es ist vielleicht möglich, daß für die Entstehung von Mutationen und Modifikationen, auf die das Erstauftreten pathogener Gene wohl bezogen werden muß, inkretorischer Einfluß auf die Keimzelle der Eltern ausschlaggebend ist.** Wie enorm wichtig diese Frage für die ganze Biologie überhaupt ist, geht wohl zur Genüge daraus hervor, daß man, nach allem zu urteilen, in der Mutation den wesentlichsten Faktor sehen muß, der eine Fortentwicklung über das Artbild hinaus ermöglicht. Nur die Mutation schafft neue „Biotypen", nachdem Johannsen bewiesen hat, daß reine Selektion in einer gegebenen Population unter keinen Umständen wirklich neue Formen, die im Artplasma von vornherein nicht enthalten waren, hervorzubringen vermag. Damit ist Darwins Grundsatz des neuschöpferischen Prinzips der Auslese experimentell widerlegt, nicht natürlich die Existenz der Selektion überhaupt und ihre züchtende Wirkung in einer Mischpopulation mit gegebenen Genen. Ohne Übertreibung läßt sich aber in der Tat sagen, daß der ganze Evolutionsgedanke heute mit der artbildenden Bedeutung der Mutation steht und fällt.

V. Grundsätze der Therapie.

Therapie ist Sinn und Zweck der Heilkunde. Die Heilkunde erschöpft sich inhaltlich und methodisch mit dem Begriff der Therapie. Alles andere, besonders die Diagnose, sind „Prolegomena". Die Medizin strebt zwar, wie Virchow schon vor langen Jahren sich ausdrückte, mit Recht dahin, die „einige Lehre vom Menschen" zu enthalten, sich also in ihren biologischen Grundlagen und Voraussetzungen so weit auszudehnen, als es Naturwissenschaft überhaupt zuläßt, aber sie darf nicht ihr praktisches und einziges Ziel darüber aus den Augen verlieren. Nicht die Diagnose, nicht die Erkenntnis ist die letzte Frage der Heilkunde, sondern die Verwertung der Erkenntnisse am Krankenbett. Die ärztliche Arbeit beginnt erst, wenn die diagnostische Arbeit beendet ist. Zugegeben, daß die diagnostische Arbeit nie beendet ist, das lebende Substrat unserer Erkenntnis ist nicht erschöpfbar, aber die Aufgabe des Heilens bleibt doch bestehen. Sie bestand und wurde nach Möglichkeit erfüllt bevor es Wissenschaft gab. Für den heutigen, mit Wissenschaft fast überfütterten Arzt, ist es beinahe schwierig, sich auf seine primitiven Aufgaben zu besinnen. Doch wirkt heute wie vor Jahrtausenden die Praxis mit ihren unabweislichen Aufgaben hier richtigstellend. Kaum ein Praktiker wird an seinem Kranken Therapie im Sinne eines Experiments zur Gewinnung neuer Erkenntnisse treiben. Für ihn steht das „salus aegroti" als Richtschnur des Handelns obenan. Und wenn in manchen neueren Lehrbüchern die umfangreiche Diskussion der wissenschaftlichen Unterlagen der Diagnose das dürftige therapeutische Kapitel zu erdrücken scheinen, so gibt man sich doch einer Täuschung hin mit der Meinung, als entspräche diesem Umfang nun auch die Tendenz der Heilkunde von heute.

Betrachten wir die Einwirkungen der Therapie auf den erkrankten Organismus nach den in den vorigen Auseinandersetzungen dargelegten Grundsätzen, so müssen wir zunächst feststellen, daß jeder eine Heilung oder Besserung eines bestehenden Krankheitszustandes bezweckende Eingriff eine exogene Beeinflussung und damit eine konditionale Veränderung des Körpers darstellt. Ein neuer Realisationsfaktor tritt damit in das Geschehen ein. Die Konstitution ist von vornherein als unveränderlich gegeben. Ein therapeutischer Eingriff reicht nicht bis in die Konstitution des Menschen hinein, sondern er wird sogar nur wirksam, soweit es die Konstitution zuläßt. Eine konstitutionelle Umstimmung dürfen wir von allen Heilbestrebungen nicht erwarten. Aus einem Astheniker und einem Lymphatiker, aus einem in irgendeiner Richtung infantilem Individuum wird durch keine Heilbestrebung der Welt seine konstitutionelle Stigmatisierung beseitigt oder auch nur gemildert werden können. Was in dieser Beziehung erreicht werden kann, wird von Bauer mit dem bezeichnenden Ausdruck umschrieben, daß wir in manchen Fällen das konstitutionelle Defizit durch entsprechenden konditionellen Überschuß zu kompensieren verstehen. Handelt es sich darum, bei einem konstitutionellen Defekt (z. B. konstitutionelle Achylie, angeborenes labiles Gefäßsystem, angeborene Neuropathie), überhaupt Therapie zu treiben, so hat die Behandlung von vornherein mehr einen prophylaktischen Sinn. Sie verhütet, daß die angeborene Krankheitsneigung zu einer ausgesprochenen Krankheit wird. Auch wenn wir die konstitutionell herabgesetzte Leistungsfähigkeit eines Organs durch systematisches Training erhöhen wollen, z. B. durch Muskelübung, Stärkung des Herz- und Gefäßapparates durch Terrainkuren, Übung eines konstitutionell schwachen Intellektes durch entsprechende Erziehung, so gelingt das auch nur bis zu einer Grenze, die eben das Individualplasma unverrückbar festlegt. Auch die sorgfältigste Trainierung wird niemals aus einem Menschen mit einem schwächlichen Tropfenherzen und einem übererregbaren Vasomotorensystem einen muskelstarken Bergsteiger machen, der jede körperliche Anstrengung ohne Schwierigkeit leistet. Übung und Schonung sind zwei Prinzipe, die Personalvarianten vor der Entwicklung krankhafter Vorgänge zwar bewahren können und so die Responsivitätsgrenze durch Änderung des persönlichen Milieus hinaufsetzen können, die aber die Person selbst nie in einen anderen Typus verwandeln.

Wir wollen versuchen von hier aus einen Überblick über die Wertigkeit und Leistungsfähigkeit der verschiedenen Heilbestrebungen zu gewinnen.

Das Bestreben, das dem Versuch einer heilenden Beeinflussung eines krankhaften Vorganges zugrunde liegt, geht dahin, in den Ablauf der natürlichen Heilungsvorgänge so einzugreifen, daß sie entweder verstärkt und beschleunigt werden oder daß sie, gesetzt den Fall, in dem mit einer natürlichen Heilung nicht zu rechnen ist, vollkommen ersetzt werden. Wir haben oben gesehen, daß dieselben physiologischen Vorgänge, die das Gleichgewicht des gesunden Körpers aufrecht erhalten, ebenso wirksam sind, um von außen oder innen kommende gleichgewichtsstörende, krankmachende Faktoren auszugleichen. Regeneration und funktionelle Anpassung sind die beiden Angelpunkte, um die sich die Vorgänge, die wir unter dem Namen der Selbstheilung von Krankheiten zusammenfassen, drehen. Es ist eine ganz zweifellose Erfahrung, daß der allergrößte Teil von

möglichen Erkrankungszuständen der Selbstheilung zugänglich ist und
daß eine Kunstheilung nur im Sinne des Zeit- und Kräftesparens
notwendig wird. Das trifft besonders für viele Infektionskrankheiten
zu. Andererseits gibt es wiederum eine bestimmte Gruppe von Erkrankungszuständen, die der Selbstheilung gar nicht oder nur bis zu
einem gewissen Grade zugänglich sind, dazu gehören sehr viele Verletzungen, Verrenkungen von Gelenken u. dgl., weiterhin aber auch
die bösartigen Geschwülste, Erkrankungen des Blutes und des Stoff-
wechsels und viele Geisteskrankheiten. Die Selbstheilung, die besonders auf dem Gebiete der Infektionskrankheiten sehr viel mehr leistet,
als wir unter dem Eindruck des großen klinischen Heilapparates, der
ihretwegen ins Leben gerufen ist, anzunehmen geneigt sind, hat also
bestimmte Grenzen, und der Sinn der Kunstheilung kann nur der
sein, den regenerierenden und anpassenden Vorgängen über diese
Grenze hinaus noch Wirksamkeit zu verleihen oder ganz andere
Wirkungsmechanismen in dem Kampf gegen die Schädigung zur Anwendung zu bringen als der Körper sie selbst zur Verfügung hat, wie
z. B. der chirurgische Eingriff bei inneren Eiterungen usw.

Man darf wohl als sicher annehmen, daß die ursprünglichste und
primitivste Behandlungsweise von Krankheitszuständen die chirurgische
war. Die Entfernung von Fremdkörpern aus Wunden, die Einrenkung
verrenkter Gliedmaßen, die Ruhigstellung gebrochener Knochen sind
Behandlungsmethoden, die so sehr das Kausalbedürfnis, auch des
primitivsten Menschen, befriedigen, daß sie von tiefstehenden Völker-
schaften auch heute noch fast instinktmäßig ausgeführt werden. Der
ins Auge springende Erfolg der Behandlung, die verhältnismäßig
schnelle Beseitigung der Schmerzen und die Abwendung unmittelbar
drohender Gefahr stempelt den chirurgischen Eingriff zu dem Prototyp der Kunsthilfe überhaupt, so daß gerade bei derartigen Zuständen
der Naive den Heilungserfolg lediglich auf den Eingriff zurückführen
wird und den chirurgischen Eingriff, sei er welcher Art er wolle, mit
der Heilung der Erkrankung selbst verwechselt oder identifiziert.

Doch ist bei diesen einfachsten Verhältnissen die Grenze zwischen
dem, was der Arzt leistet und dem, was der erkrankte Körper auf-
bringen muß, ohne weiteres gegeben. Der aus dem Schultergelenk
ausgerenkte Oberarm ist nicht in dem Moment der künstlichen Einrenkung wieder gebrauchsfähig. Die Vernarbung der Risse der Gelenkkapsel, der Ausgleich der Zerrungen der umliegenden Gewebe, die
Aufsaugung des gegebenenfalls entstandenen Blutergusses in die ge-
dehnte Gelenkkapsel erfordern eine biologische Arbeit, die durch äußere
Bewirkung schlechterdings nicht ersetzt werden können. Sie erfordert
Zeit und regenerierende und anpassende Zelltätigkeit. Der krankhafte
Zustand ist nicht beseitigt in dem Augenblicke des Zurückschnappens
des Gelenkkopfes in seine Pfanne, sondern erst Tage und Wochen
später, wenn alle verletzten Kapselfasern vernarbt und alle Reste der
Blutung aufgesaugt sind. Die Entfernung eines in den Körper ge-
drungenen Geschosses ist nicht identisch mit der Heilung der Schuß-

wunde, die Schienung und Ruhigstellung des gebrochenen Armes ist nicht an sich die Heilung der Knochenwunde — alles derartige ist nur ein ärztlicher Eingriff, um der Entfaltung der regenerierenden und anpassenden Kräften des Zellenstaates die günstigsten äußeren Verhältnisse zu verschaffen. Wird durch einen chirurgischen Eingriff eine Abszeßhöhle eröffnet, der Eiter, der die krankheitserregende Materie enthält, zum Abfluß gebracht, so werden zwar wie mit einem Schlage die unmittelbaren Krankheitserscheinungen beseitigt, der Schmerz, das Fieber, die sonstigen subjektiven bedrohlichen Erscheinungen verschwinden, aber die Heilung des gesamten Erkrankungsvorganges, die Wiederherstellung der Integrität der Gewebe wird erst eine Zeitlang nachher lediglich durch den Organismus selbst erreicht. Der chirurgische Eingriff nimmt das vorweg, was wir als spontanes Ereignis am kranken Körper selbst beobachten: Der Abszeß entleert sich in unbehandelten Fällen durch Durchbruch nach außen, wenn er eine gewisse Größe erreicht hat. Manche werden auch ohne Eröffnung resorbiert (z. B. einzelne Empyeme der Pleura).

Im Sinne unserer früheren Auseinandersetzungen haben wir es in diesen Fällen mit Beispielen kausaler Therapie zu tun, mit Fällen, bei denen die Kunstbehandlung die Ursache des Krankheitsablaufs im Körper angreift und beseitigt. Kausale Therapie zu treiben, ist das Endziel jeglicher künstlichen Behandlungsmethode, wie denn auch der Körper selbst bei der Selbstheilung nur die Tendenz zeigt, den eingedrungenen Realisationsfaktor (das Bakter) zu beseitigen. Diejenigen Vorgänge, die wir bei der Heilung im Körper verfolgen können, sind immer solche, die sich gegen diesen Realisationsfaktor der Erkrankung richten: die Bildung von Immunkörpern im Blut des Infektionskranken ist eine kausal gerichtete Abwehrmaßregel, die wir durch künstliche Eingriffe nachmachen oder zu unterstützen versuchen, die reaktiven Bindegewebswucherungen, die sich um eingedrungene Fremdkörper herum entwickeln, bewirken offenbar eine schützende Isolierung des organisierten Ganzen gegen den Eindringling. Der Determinationsfaktor der Krankheit, das Konstitutionelle, kann natürlich auch durch die Selbstheilung nicht erreicht werden, weil ja schon die Selbstheilungsvorgänge auf ihn zurückgehen. Derartige Vorgänge werden nur dann unwirksam, wenn, wie bei bösartigen Neubildungen oder sehr starken Giften, welcher Herkunft sie immer sein mögen, eine absolute Differenz zwischen deren Intensität und der konstitutionell möglichen Reaktionsfähigkeit des Körpers besteht. Es ist klar, daß kausale Behandlung nur dann in die Wege geleitet werden kann, wenn die Ursachen erkannt sind. Daher es denn bei traumatischen Erkrankungen verhältnismäßig leicht ist, dieser Forderung nachzukommen, wohingegen besonders auf dem Gebiete der inneren Medizin durch die höchst lückenhafte Erkenntnis der Ursachen vieler Erkrankungen sich hier noch große Schwierigkeiten auftürmen.

Aber nicht immer sind die Bestrebungen des Organismus mit einer eingedrungenen Schädlichkeit, einem Bakterium, fertig zu werden, schlechthin zweckmäßig. Wir haben eingangs darauf hingewiesen, daß die Regenerationsfähigkeit höher differenzierten Gewebes im Verlaufe der phylogenetischen Entwicklung in einem Ausmaß nachgelassen hat, der vom reinen Zweckmäßigkeitsstandpunkt gänzlich unbegreiflich ist. Herrschte in der Natur tatsächlich das Zweckmäßigkeitsprinzip, so wie es unseren anthropomorphen Vorstellungen entspricht, so müßten wir in der Unfähigkeit, einen durch krankhafte Vorgänge herbeigeführten Substanzverlust im Gehirn, Leber und Niere etwa zu ersetzen, hiergegen eine ungeheure Diskrepanz erblicken. Unser Begriff von Zweckmäßigkeit läßt sich auf gar keine Weise mit der Tatsache in Einklang bringen, daß durch eine syphilitische Erkrankung zerstörte Zellen des Gehirns oder des Rückenmarks oder sonst eines spezifisch fungierenden Organs nach ihrer durch Kräfte des Organismus bewirkten lokalen Ausheilung durch indifferentes nicht funktionierendes Narbengewebe ersetzt werden und daß auf diese Weise trotz scheinbarer Heilung der Erkrankung ein für den Organismus unersetzlicher, oft sehr schwerwiegender, Verlust resultiert. Die Heilung, sowohl die Selbstheilung als die durch künstliche Mittel unterstützte, geschieht also oft mit Einbußen und es ist einer der wichtigsten Gesichtspunkte der Therapie überhaupt, den Heilungsvorgang so zu regulieren, daß diese Einbußen auf ein Minimum beschränkt werden. Eine Regulierung der selbstheilenden Tendenzen muß unter diesem Gesichtspunkte besonders in der Richtung der Zeit und der Art der zu wählenden Eingriffe geschehen. Die große Kunst des Therapeuten läßt sich kurz darin zusammenfassen, daß das geeignete Mittel in geeigneter Menge und Anwendungsweise weder zu früh noch zu spät in die Selbstheilungsvorgänge eingreifen muß.

Wir bezeichnen die Gruppe von Erscheinungen im Verlauf einer Erkrankung, die in irgendeiner Weise einen äußeren Eingriff rechtfertigen oder erfordern, als Indikationen (Heilanzeigen) und können Indikationen mehrfacher Art unterscheiden. Eine vitale Indikation ist gegeben, wenn von dem künstlichen Eingriff das Leben des Kranken unmittelbar abhängt. Eine symptomatische Indikation ist gegeben, wenn eine oder die andere besondere Krankheitserscheinung äußerer Einwirkung zugänglich ist, und ihre Beseitigung subjektiv oder auch objektiv für den Erkrankten erleichternd wirkt und somit wünschenswert erscheint. Eine kausale Indikation ist dann gegeben, wenn die diagnostische Analyse des Krankheitsbildes uns eine scharf umschriebene Ursache (immer im Sinne eines Realisationsfaktors) des Ganzen erkennen läßt und diese Ursache durch äußere Eingriffe beseitigt werden kann.

Die vitale Indikation zu einem Eingriff ist am leichtesten verstanden und bei gegebener technischer Möglichkeit am leichtesten ausgeführt. Sehen wir einen Menschen in unmittelbarer Verblutungsgefahr, so ist die Stellung der vitalen Indikation auf Unterbindung des zerrissenen Gefäßrohres fast eine Selbstverständlichkeit. Gerät ein Mensch durch das Wachstum einer gutartigen oder bösartigen Ge-

schwulst, die den Magenausgang verlegt, in die zunehmende Gefahr
des Verhungerns, so wird durch die Anlegung einer Magen-Darmfistel
die vitale Indikation erfüllt, die unmittelbare Gefahr für das Leben
ist beseitigt.

Aus der Gegenüberstellung dieser beiden Beispiele ergibt sich, daß
die Indikationsbereiche sich nur zum Teil decken. Die Erfüllung der
vitalen Indikation ist oft nicht ein therapeutisches Ideal, nur allzu
häufig entspringt sie einem Kompromiß, in dem der alte Grundsatz
des „primum vivere" sich durchsetzen muß, weil die umfassendere
Indikation zur Beseitigung der ursächlichen Schädlichkeit aus technischen oder sonstigen Gründen heraus nicht möglich ist. Die Erfüllung der kausalen Indikation ist abhängig von unserer kausalen
Erkenntnis und unseren technischen Fähigkeiten, aber sie geschieht
oft nicht aus einem rationellen Behandlungsplan heraus, sondern muß
sich dem Zwange einer augenblicklichen ungünstigen Konstellation
von Ereignissen fügen, deren Verhinderung nicht in der Hand des
Arztes liegt, während dagegen die Stellung der kausalen und vitalen
Indikation in sehr vielen Fällen gar nicht zweifelhaft sein kann.

Wenn anders eine richtige Diagnose überhaupt möglich war, ist
die Stellung der symptomatischen Indikation eine wesentlich unbe-
stimmtere und wechselnden Einflüssen von seiten des Arztes und des
Patienten in unvergleichlich höherem Maße unterworfen. Mangels unserer
tieferen Erkenntnis so sehr vieler Krankheitszustände sind wir besonders in der inneren Medizin oft gezwungen, symptomatische Therapie
zu treiben, und es ist kein Wunder, daß deren Stellung ein Tummelplatz von Spekulation und medizinischem Aberglauben (wobei ich aus-
drücklich die reine Quacksalbermedizin noch ausnehme) geworden ist.
Es ist kein Wunder, wenn sich kritische Köpfe von der uferlosen
Medikamentenwirtschaft des „modernen" Arztes, die durch eine allzu
geschäftstüchtige pharmazeutische Industrie in ganz hemmungsloser
Weise gefördert wird, abwenden und, wie es Bleuler[1]) vor kurzem
vertrat, lieber zur „Udenotherapie", d. h. zum Verzichten auf jeden
therapeutischen Eingriff, zurückkehren wollen, als durch unkritisches
Fördern pseudowissenschaftlicher symptomatischer Bestrebungen dem
Kranken eher schaden als nützen.

Es muß gesagt werden, daß wir über die tatsächlichen Wirkungen
außerordentlich vieler auf den Markt geworfener Medikamente auf den
menschlichen Organismus gänzlich unklare Vorstellungen haben, und
daß sehr viele chemische Körper, denen wir eine spezifische kausale
Beziehung zu Krankheitszuständen zutrauen, keineswegs die Erwar-
tungen erfüllt haben, die auf sie gesetzt wurden. Die Reihe der tatsächlich spezifisch wirkender Mittel ist sehr kurz und die Reaktion
einer gewissen Kategorie von Ärzten gegen eine therapeutische Richtung, die mit mehr oder weniger Schaden, vielleicht auch im engeren

---

[1]) Bleuler: Das autistisch-undisziplinierte Denken in der Medizin und
seine Überwindung. Berlin, Springer. 1919. S. 17 ff.

Sinne giftige Substanzen dem menschlichen Körper zuführt, ist nur allzu verständlich.

Grenzen wir die Wirkungsbereiche der drei Indikationen gegeneinander ab, so ergibt sich folgender Zusammenhang: Der kausal gerichtete Eingriff beseitigt den Realisationsfaktor des krankhaften Geschehens, er erfüllt im gegebenen Fall die vitale und die symptomatische Indikation. Der vital gerichtete Eingriff kann sich mit dem kausalen decken, muß dies aber nicht. Oft wird die vitale Indikation mit der Beseitigung eines einzigen lebensbedrohenden Symptoms befolgt, der wesentliche Realisationsfaktor der Krankheit aber nicht angetastet, nur ein akzessorischer Faktor ist beseitigt. Die Erfüllung der symptomatischen Indikation kann zugleich vital gerichtet sein, oft bleibt sie aber auch dahinter zurück und richtet sich nur gegen ein Symptom, das mit dem Wesen der Krankheit nur einen mittelbaren Zusammenhang hat. In unserem Beispiel des stenosierenden Pylorustumors ist die kausale Indikation mit seiner Exstirpation erfüllt. Die vitale tritt dann in ihre Rechte, wenn die Entfernung aus technischen Gründen nicht möglich ist und der Hungertod nur durch die Anlegung eines anderen Weges für die Speisen (Magen-Darmfistel) zu vermeiden ist. Symptomatisch endlich wirkt etwa die nur ganz kurze Zeit vorhaltende Entfernung von stagnierenden Massen aus dem Magen durch die Magenspülung oder etwa die Betäubung der Schmerzen durch Morphium.

In der inneren Medizin ist die Erfüllung der kausalen Indikation selten möglich, nur bei einigen Infektionskrankheiten und Vergiftungen ist dieser Weg unmittelbar offen. Die Chirurgie ist wesentlich häufiger in der Lage kausal zu behandeln. Die Realisationsfaktoren der Erkrankungen, die ihrem therapeutischem Tun unterliegen, sind sehr oft exogener Natur und der diagnostischen Erkenntnis unmittelbar zugänglich. Daher sind ihre therapeutischen Erfolge auch so viel deutlicher und schneller. Bei Erkrankungen, bei denen der konstitutionelle Determinationsfaktor und eine im Einzelnen oft ganz unbekannte Reihe von endogenen Realisationsfaktoren eine ausschlaggebende Rolle spielen, muß der konditionelle therapeutische Eingriff häufig genug nur an der Oberfläche der Vorgänge bleiben. Und mit solchen Erkrankungen hat es die innere Medizin hauptsächlich zu tun.

Versuchen wir nun noch einen Einblick in die Vorgänge zu gewinnen, durch die Therapie überhaupt und besonders medikamentöse Therapie wirken kann.

Jegliche pharmakologische oder auch physikalische Beeinflussung des Organismus stellt eine Summe von Reizen auf die Körperzellen dar. Unter „Reiz" verstehen wir dabei jede Einwirkung auf das morphologische und funktionelle Ganze, das die organisierte Zelle bildet, mag diese Beeinflussung von außen oder von innen, aus dem eigenen Funktionieren der Zelle, sich herleiten. Es läßt sich nun a priori sagen, daß es zwei wesensverschiedene Arten von Reizen geben muß: solche, die der chemischen und strukturellen Organisation der

Zelle angepaßt sind (adäquate Reize) und solche, die ihrer Natur nach dies nicht sein können (inadäquate Reize). Eine Zelle kann reaktiv auf irgendeinen Reiz nur dann antworten, wenn er ihrer Organisation, die ihrerseits durch die Konstitution des Makroorganismus bestimmt wird, entspricht. Für die Zelle des Darmepithels bedeutet das Molekül des Digitalisglykosids keinen Reiz. Ihre Tätigkeit wird in keiner Weise dadurch beeinflußt. Sie resorbiert es, wie irgendeinen sonstigen beliebigen Zucker. Für die Zelle des Herzmuskels bedeutet es dagegen einen ihrer besonderen Tätigkeit angepaßten Reiz, der diese Tätigkeit in bestimmter Weise steigert. Ebensowenig erzielt ein Morphiummolekül eine tätigkeitsbeeinflussende Wirkung auf die Knochenmarkszelle. Im Sinne einer allgemeinen äußeren Beeinflussung sind diese Körper zwar Reize, aber die genannten Zellarten haben ihrer Konstitution nach keine Möglichkeit in einer für sie typischen Tätigkeitsart auf diese Beeinflussung zu reagieren. Man kann sich so ausdrücken, daß ihre „immanente Spezifität" zu einem inadäquaten Reiz keine effektive Beziehung hat. Eine Zelle spricht also nur auf adäquaten Reiz und dann in spezifischer Weise an. Das Gesetz der spezifischen Energie der Sinnesorgane hat sein Analogon in der spezifischen Reizbarkeit jedes einzelnen Zellorganismus.

Aus dem gesunden Makroorganismus heraus erfährt nun die Zelle nur „physiologische" Reize und diese sind, da sie ihrerseits Funktionen personalidentischer Zellen oder Zellgruppen darstellen und somit der gleichen Gesamtkonstitution entstammen, immer adäquat. Eine Nierenzelle reagiert mit ihrer besonderen Funktion nur auf einen ihr adäquaten Reiz mit Diurese. Wäre es möglich ihr einen Reiz zu übermitteln, der etwa den Musculus cucullaris zur Kontraktion bringt, so ist keine diuretische Wirkung zu erwarten, er wäre für die Nierenzelle und ihre besondere Tätigkeit nicht angepaßt. Aber dergleichen kommt physiologischerweise nicht vor.

Danach gibt es nun adäquate physiologische und adäquate unphysiologische Reize. Zu der letzten Gruppe würde z. B. der elektrische Reiz gehören. Er vermag sowohl die Nierenzelle, als auch die Muskelzelle zu einer spezifischen Reaktion zu bringen, kommt aber rein als solcher im physiologischen Getriebe des Körpers nicht vor. Daß es elektrische Aktionsströme im Körper gibt, sagt keineswegs, daß der Nervenreiz nun mit dem elektrischen wesensidentisch ist. Dieser ist viel komplizierter.

Eine Einteilung der möglichen Reize wäre etwa in folgender Weise denkbar:

A. Physiologische Reize können sein

    a) endogen (d. h. sie nehmen ihren Ursprung in personalidentischen Zellen),

    b) exogen (sie wirken nur auf Zellen, die in besonderer Weise für deren Aufnahme angepaßt sind: Resorptionszellen des Verdauungskanals und der Lungen, Sinneszellen).

c) Physiologische Reize sind immer adäquat (d. h. sie sind qualitativ und quantitativ spezifisch auf die Konstitution der reiz-
   empfangenden Zelle eingestellt).

B. Unphysiologische Reize können sein

a) endogen (unter pathologischen Verhältnissen können Zellen entstehen, deren Produkte, eben durch ihr krankhaft verändertes
   Ausgangssubstrat, eine konditionelle Abweichung von der persönlichen Norm darstellen: Toxine maligner Geschwülste u. ä.),

b) exogen (nicht personalidentischer Herkunft),

c) adäquat (insofern, als ihre Natur derart beschaffen ist, daß zu
   lebender Substanz eine funktionelle Beziehung möglich ist:
   thermische, chemische, elektrische Reize in quantitativ bestimmter Grenze. Die Zelle reagiert dabei vermöge ihrer immanenten
   Spezifität),

d) inadäquat (der betreffende Reiz beeinflußt die Tätigkeit der
   Zelle in keiner Weise. Es besteht keine chemische oder sonst-
   wie geartete Beziehung zwischen Reiz und empfangender Zelle).

Nach unseren früher entwickelten Anschauungen über das Wesen
des krankhaften Vorganges überhaupt können wir nicht erwarten mit
irgendeinem therapeutischen Eingriff „die Krankheit" zu treffen und
zu beseitigen. Es handelt sich in der Tat nur darum, die geschädigten Körperzellen in ihrer Funktion zu stützen und den Selbstheilungs-
vorgängen die Wege zu ebnen. Unter krankhaften Verhältnissen büßt
die Zelle an Ansprechbarkeit auf ihre physiologischen Reize ein. Die
Reizschwelle wird sozusagen höher. Es gibt aber auch Erkrankungen,
bei denen sie tiefer wird. Physiologische Reize lösen dann relativ
stärkere Reaktionen, aber von geringerer Leistungsdauer aus. Das
entspricht etwa dem Begriff der „Überreizung". Das Wesen der
Minderleistung im Zustand der Irresponsivität können wir eben in
dieser Verschiebung der Reizschwelle erblicken. Der gesunde Zustand
zeigt im Gegensatz dazu ein unbegrenztes Ansprechen auf während
des ganzen Lebens in qualitativ und quantitativ gleichem Ausmaß
angebotene physiologische Reize. Nur der Senilismus der Zelle läßt
sie ganz allmählich diese Reaktionsfähigkeit verlieren. Das Unwirksam-
werden physiologischer Reize bedeutet den „Alterstod" des Organismus.

Es ist dagegen eine allen unphysiologischen Reizen gemeinsam zu-
kommende Eigenschaft, daß sie mehr oder weniger schnell erschöpfbar
sind. Mit der Zeit tritt eine Gewöhnung an den Reiz ein, der zu
immer wachsender Steigerung seiner Intensität zwingt, soll er noch
wirksam bleiben. Bei dieser Steigerung wird nun früher oder später
eine Grenze erreicht, bei der die Zelle nicht mehr mit ihrer spezifischen
Tätigkeit reagiert, sondern in ihrer Leistungsfähigkeit statt einer Erhöhung eine Herabsetzung erfährt. Bei weiterer Steigerung des Reizes
wird die Zelle zerstört. Damit ist die Giftwirkung charakterisiert.
Jede auch noch so giftige Substanz (z. B. Blausäure oder Strychnin)
wirkt in minimaler Menge mit der Zelle in Verbindung gebracht nicht

als Gift, d. h. als die Einheit der Zelle desorganisierender Eingriff. Giftigkeit ist eine Funktion der Menge oder der Intensität eines unphysiologischen Reizes.

Hierdurch sind uns nun schon bestimmte Gesichtspunkte gegeben, nach denen die medikamentöse Therapie zu verfahren hat.

Nach unserer Übersicht muß ein Medikament immer einen unphysiologischen Reiz darstellen, der exogen ist. Seine Gefahr ist, daß er an sich inadäquat sein kann, oder daß er die Grenze des adäquaten durch seine Menge und Intensität überschreitet. Wird eine Zelle unter krankhaften Verhältnissen den endogenen physiologischen Reizen relativ schwerer zugänglich, so ist damit nicht gesagt, daß sie jegliche Reizbarkeit überhaupt einbüßen muß. Im Gegenteil behält sie durchaus ihre Reizbarkeit für andersartige Reize, ja, für manche unphysiologische Reize wird sie sogar erst in einem funktionell geschwächten Zustand zugänglich. Das ist z. B. der Fall bei der Digitaliswirkung. Das gesunde Herz reagiert auf die medikamentösen Gaben keineswegs mit der typischen Pulsverlangsamung, erst der dekompensierte Muskel, der schon hypertrophiert und insuffizient sein muß, zeigt diesen Erfolg der Droge.

An diesem Punkte hat also die medikamentöse Therapie einzusetzen. Der unphysiologische Reiz der Arznei kann den physiologischen, dem die Zelle nur noch unvollkommen folgt, ersetzen, wenn er der Zelle adäquat ist und richtig quantitativ abgestuft, dosiert ist. Dieser Grundsatz enthält gewissermaßen die Rechtfertigung jeder medikamentösen Therapie. Er soll den physiologischen Reiz aber nur solange ersetzen, bis der Körper mit der krankmachenden Schädlichkeit selber fertig geworden ist. Das kann ihm kein Medikament abnehmen. Die „Heilung" der Erkrankung erfolgt auch nicht durch unsere spezifisch auf die Ursache eingestellten Heilsera bei Infektionskrankheiten. Sonst wäre es nicht möglich, daß auch bei Anwendung ganz großer Dosen Diphtherieserum oder Meningokokkenserum schwere Fälle dieser Krankheit sterben. Die Heilung erschöpft sich noch nicht mit einer Beseitigung des Erregers, weil die Krankheit, wie wir früher gezeigt zu haben glauben, nicht der Erreger ist, sondern ein ungeheuer komplizierter Prozeß von zahllosen ineinandergreifenden und sich gegenseitig bedingenden Funktionsstörungen aller Körperzellen.

Die Indikation für ein bestimmtes Medikament wird also gegeben durch die Kenntnis einer bestimmten Zellstörung. Sie setzt die Kenntnis einer bestimmten Bindung des Medikamentes an ein Organ voraus. Medikamentöse Therapie muß also gewissermaßen „zielen". Die neuere Chemotherapie, die uns seit Ehrlich schon so große Erfolge gebracht hat, hat dies „Zielen" zum Angelpunkt systematischer pharmakologischer Forschung gemacht, die sich eng an die Ergebnisse der physiologischen Zellforschung hält und auf diese Weise unmittelbar in die Einzelvorgänge des gestörten funktionellen Ablaufs der Zelltätigkeit einzugreifen strebt. Wieweit das aber möglich ist, ohne das chemische Gleichgewicht der Zelle zu stören, ist eine andere Frage.

Die Reihe von zell- oder organspezifisch wirkenden Mitteln ist nun nicht sehr lang. Die Kenntnis dieses Materials verdankt die Pharmakologie der Erfahrung. Sie nimmt die Tatsache der „funktionellen Bindung" einer Anzahl von Stoffen der organischen und anorganischen Natur als schlechthin gegeben hin, kann aber über das Zustandekommen dieser Bindung nichts aussagen. Die fraglos ungeheuer merkwürdige Tatsache, daß es so und so viele organische und anorganische Substanzen gibt, die eine spezifische Wirkung auf die Organzelle des Wirbeltierkörpers haben, läßt sich nur aus Zufällen begreifen. Dem inneren Zusammenhang zwischen dem Digitalistoxin und der Herzmuskelzelle, dem Opiumalkaloid oder dem Gift der Strychnos nux vomica und der Nervenzelle, dem Chinaalkaloid und dem Malariaplasmodium stehen wir einstweilen ohne Verständnis gegenüber. Die Frage eines möglichen genetischen Zusammenhangs, d. h. der in irgendeiner Weise voneinander abhängigen Entwicklung der Reiznatur des Einen und der Reizbarkeit des Anderen durch jenen, ist noch völlig offen und kaum je aufgeworfen. Denn die Beantwortung dieser Frage dadurch, daß die ganze Natur gewissermaßen in den Dienst des Menschen gestellt sei, daß jedes Ding eine nützliche Beziehung zum Menschenleben habe, daß also Gott der „oberste Apotheker" und die Welt nur eine große Apotheke wäre — eine Idee, die dem Gedankenkreis des großen Paracelsus entstammt, aber auch noch im zwanzigsten Jahrhundert ihre Vertreter findet — kann wissenschaftlich wohl nicht auf Geltung rechnen[1]). Der Empirie des Gewinnens pharmakologisch wirksamer Stoffe mag auch wohl ein gewisser Instinkt zur Seite gestanden haben. Haben die Indianer des Amazonasgebietes alle Baumsäfte als Gifte für ihre Pfeile ausprobiert, bis sie zu dem Curare gelangten, oder sagte ihnen ein Instinkt das zweckmäßige? Niemand weiß das. Empirisches Vorgehen beim Ermitteln etwa von Dingen der Außenwelt, die man zur Ernährung brauchen konnte, gestaltet sich doch wesentlich einfacher. Niemand kann Steine essen oder Holz. Die Aufnahmeorgane des Menschen widersprechen schon dem Versuch. Die Ermittlung von Heilpflanzen ist aber ein beträchtlich komplizierterer Vorgang.

Wenn nun auch die moderne Chemotherapie nicht mehr rein empirisch vorgeht, sondern systematisch Reizmöglichkeiten zu erschließen sucht, so hat sie doch immer noch mit der dürftigen Kenntnis der Wissenschaft von der lebenden Zelle zu rechnen. Ihre Voraussetzungen stimmen immer nur zum Teil. Daher sind bis heute nur die Erfolge am Krankenbett die korrigierenden Momente aller Laboratoriumstherapeutik gewesen und werden dies auch wohl in absehbarer Zeit bleiben.

Bestimmte therapeutische Methoden, so die Diätbehandlung und, bis zu einem gewissen Grade, die physikalische Therapie vermeiden unphysiologischen Reiz auf die Zelle. Die Fermente des

---

[1]) Vgl. Rich. Koch l. c. S. 152.

Darmkanals zerlegen die Nahrungsbestandteile in einzelne chemische Körper, an deren Verarbeitung alle Zellen angepaßt sind. Auf diesem Wege kann also die Körperzelle niemals ein „ungewohnter" Reiz treffen. Es ist hier nun die Frage möglich, ob nicht durch die vollkommen physiologischen Reize der Nahrung dasselbe erzielt werden kann, was wir auf dem Umweg des unphysiologischen Reizes, zugegebenermaßen unter gelegentlicher Gefährdung des Organismus, mit medikamentöser Therapie erreichen? Zweifellos wäre das ein Ideal. Aber aus folgendem Grunde ist es nicht erreichbar: Der unphysiologische Reiz des Medikamentes soll dann seine therapeutische Wirksamkeit entfalten, wenn physiologische Reize versagen. In der Minderansprechbarkeit auf physiologische Leize erkannten wir ein wesentliches Kriterium des krankhaften Zustandes. Es ist also von vornherein gar nicht zu erwarten, daß Reize, die die Zelle ohnehin schon treffen und nicht genügend beantwortet werden, dadurch wirksam werden, daß man ihr Ausgangsmaterial, die in den Darmkanal eingeführten unmittelbaren Nahrungsmittel, nun quantitativ abstuft. Das Darmferment und die zelleigenen Fermente machen unter krankhaften Zuständen doch nichts anderes daraus, als im gesunden Zustand, höchstens wäre noch sogar eine Minderverwertung zu erwarten.

Die medikamentöse Therapie besteht im Prinzip im Hinzufügen eines neuen, oft starken Reizes zu dem Reizkomplex, dem die Zelle schon an sich ausgesetzt ist. Die Diätetik sucht im Gegensatz dazu, unter den physiologisch möglichen Reizen eine Auswahl zu treffen, eine quantitative Beschränkung derjenigen Reize, die die krankhaft veränderte Zelle eben nicht mehr oder unter Umständen in nicht mehr für das Individuum normaler Weise zu beantworten vermag. Gegenüber dem, durch die Hereinbringung eines neuen Reizes in den vitalen Ablauf, gewissermaßen positiven Charakter der Medikamentbehandlung, haftet dem rein diätetischen Vorgehen etwas negatives an. Während medikamentöse Therapie zugunsten eines erhofften durchgreifenden Erfolges ab und zu den Grundsatz des „nihil nocere" außer acht läßt, vielleicht auch bewußt vernachlässigen darf, ist dieser Satz oberstes, nie übertretenes Gebot jeder diätetischen Behandlungsweise. Medikamente setzen eine therapeutische Absicht oft gewaltsam durch, die Diätetik kennt, mit geringen Ausnahmen, kein anderes Gesetz als das der Schonung. Sie überläßt die ganze Arbeit des Wiederherstellens dem Organismus, sie stützt nur, insofern sie nicht schaden will.

Durch diese Einstellung nun wird die Diätetik aber nicht etwa zu einem Hilfsmittel zweiten Ranges. Bei der relativen Unsicherheit der Wirkung jeden unphysiologischen Reizes, bei seiner leichten Erschöpfbarkeit, bei der Unmöglichkeit im Einzelfall etwa schädliche Nebenwirkungen eines Medikamentes vorauszusehen oder zu verhüten, schließlich bei der Unmöglichkeit in bestimmten Krankheitsabläufen überhaupt einen Angriffspunkt für ein Medikament aufzuzeigen, ist Diättherapie ein der Arzneibehandlung völlig gleichwertiges, oft allein wirksames Heilverfahren in der Hand des Arztes.

Dasjenige, was wir vorher als eine Aufgabe medikamentösen Vorgehens erkannten, nämlich die Notwendigkeit des Abstellens eines bestimmten unphysiologischen Reizes auf einen bestimmten Teilvorgang in der Zelle, das „Zielen", ist der Diätetik in gleichem Maße eigen. Setzen wir einen Diabetiker auf eine Kost, die Kohlenhydrate und sonstiges zuckerlieferndes Material ausschließt oder vermindert, stufen wir die Zufuhr von Stickstoff, Salzen und Wasser bei dem Nephritiker nach Maßgabe der Leistungsfähigkeit seiner Nieren ab, begrenzen wir die Nahrung eines Darmdyspeptikers auf die Bestandteile der üblichen Kost, die seine minderfunktionierenden Fermente noch zu verdauen vermögen, so bedeutet das nicht eine „allgemeine" diätetische Maßnahme, sondern wir verfolgen damit ein ganz klar umrissenes Ziel, das in dem gestörten Funktionsablauf bestimmter Zellen erkannt ist. Schonung gewisser verminderter Zellfunktionen hat also doch auch ihre positiven Seiten, insofern als diese Nichtinanspruchnahme eine Erholung ermöglicht. Durch keinen unphysiologischen Reiz, durch kein Medikament der Welt können wir bislang die Pankreaszelle veranlassen im Diabetes ihr Inkret, das die Glykogenspaltung in der Leber hemmt und dessen Ausfall den krankhaften Stoffwechselablauf herbeiführt, in zureichender Menge zu liefern. Aber es gelingt in gewissen Fällen leicht diese Funktion, deren Ausfall man wohl auf die Überanstrengung eines durch die konstitutionelle Anlage wenig leistungsfähigen Pankreas zurückführen kann, durch diätetische Schonung — also durch konditionelle Kompensation eines konstitutionellen Defizits — sich bis zur Responsivität der Person wieder erholen zu lassen. Nur durch diese Rücksichtnahme auf eine geschädigte Zellfunktion, die schon durch den physiologischen Reiz der Nahrung „überreizt" ist, kommen wir dazu in manchen Fällen, gerade bei der Zuckerkrankheit, die Erkrankung sich in das zurückverwandeln zu sehen, was sie ursprünglich war, in eine Personalvariante.

Der physikalischen Therapie schweben ähnliche Wirkungsmechanismen vor. Nur sind wir leider über die meisten Folgen solcher exogener Reize auf bestimmte Zellgruppen noch sehr im Dunkeln. Daher sind denn die Indikationen ihrer Anwendung nocht recht weitherzig und von einem „Zielen" in dem eben ausgeführtem Sinne ist noch kaum die Rede. Es gibt wohl keine Erkrankung, bei der man nicht schon Bestrahlungen mit Höhensonne oder Vierzellenbäder oder Kalt- oder Warmwasserbehandlungen auch „mit Erfolg" in Anwendung gebracht hätte. Außer einigen Wirkungen auf das Gefäßsystem, die man leidlich exakt messend verfolgen kann, sind alle übrigen Wirkungen auf den Organismus recht hypothetisch. Die Erfahrungen haben sich noch nicht übersichtlich systematisieren lassen und so kommt es, daß dieser Zweig ärztlicher Arbeit noch der Tummelplatz symptomatischer, um nicht zu sagen rein „symbolischer" Indikationen (ut aliquid fieri videatur!) geworden ist. Doch lassen sich einige Verfahrungsweisen nennen, bei denen auch physikalische Behandlungsmethodik nach rationellen Gesichtspunkten große Erfolge zeitigt. Die

Zweckmäßigkeit der Klimatotherapie ist bei leidlich scharfer Indikationsstellung ebenso unbestritten, wie die Unentbehrlichkeit folgerichtig betriebener Mechanotherapie und Massage. Die Erfolge von Behandlungen mit sehr differenten Strahlenarten, wie Röntgen- und Radiumbestrahlung sind bei manchen Erkrankungen eklatant, bei anderen noch sehr Gegenstand der Kontroverse.

Während nun reine Pharmakotherapie bestrebt ist ein körperfremdes Molekül reizend auf eine bestimmte Teilfunktion der Zelle wirken zu lassen, sehen wir neuerdings eine Richtung sich entwickeln, die auch auf dem Wege exogener Reizung doch endogene Zellwirkungen, Umsetzungen unphysiologischer Reize in solche personalidentischer Zellen, zu erreichen hofft. Injiziert man Eiweißkörper, z. B. Milch in die Muskulatur, so erfolgt in einem entlegenen Entzündungsherd eine Steigerung der Abwehrvorgänge und der Regenerationserscheinungen. Es tritt zunächst eine Vermehrung der Leukozytenauswanderung am Ort der Entzündung ein und eine Erhöhung der serösen Exsudation. Nach sehr kurzer Zeit erfolgt dann die Heilung in ganz erheblich schnellerem Ablauf als sonst. Das wirksame Prinzip dieser Proteinkörpertherapie wird von Weichardt als „Protoplasmaaktivierung" bezeichnet. Bestimmte Beobachtungen, auf die hier im einzelnen einzugehen zu weit führen würde, sprechen für die Vorstellung, daß Eiweißabbauprodukte hierbei als Reize fungieren, die durch fermentative Spaltung im Gewebe aus den injizierten Proteinen gebildet werden. Es handelt sich dabei um Aminosäuren und ähnliche Produkte. Augenscheinlich sind nun diese Abbauprodukte nicht wesensverschieden von denen, die sonst auch im Körper kreisen. Somit scheint die Möglichkeit vorhanden zu sein, die Körperzelle verstärkt mit ihr adäquaten Reizen zu treffen. Die Reizstoffe sind zwar exogen hervorgerufen, wirken aber wie im Stoffwechsel selbst entstandene Produkte.

Der Sinn dieses Vorgehens liegt also in der Erzielung einer spezifischen Leistungssteigerung der Körperzellen mit einem zunächst ganz unspezifisch erscheinenden Mittel. Es wird das erreicht, was der Diätetik und der physikalischen Therapie vorschwebt, aber von ihren Verfahrungsweisen, zum mindesten nicht in dieser Intensität erreicht werden kann. Die Umsetzung des exogenen unphysiologischen Reizes in eine auf die geschädigte Zelle adäquat und spezifisch wirkenden Reiz geschieht durch körpereigene Fermente.

Man hat das Verfahren schon bei einer großen Zahl von Erkrankungen angewandt und namentlich bei Infektionen mit besonderer Lokalisation der Entzündungsvorgänge (gonorrhoische Adnexerkrankungen der Frau, Furunkulose, Entzündungen im Auge usw.) ist eine günstige Wirkung deutlich. Auch bei Insuffizienzen des Knochenmarks (Anämien) sind unverkennbare Erfolge beobachtet. Der Effekt dieser unspezifischen Beeinflussung war bei einigen Infektionen (Diphtherie, Tuberkulose) so in die Augen fallend, daß man schon meinte, alle spezifisch gerichtete Therapie, wie antitoxische Sera u. ä., entbehren zu können. Aber die Protoplasmaaktivierung bedeutet keineswegs das Ende der Immunkörpertherapie, vielmehr werden die Grenzen beider Gebiete durch diese Erfahrungen deutlich gegeneinander abgesteckt. Das Antitoxin des Diphtherieserums wirkt nur gegen das Toxin des Bakters. Bei den durch die Proteinkörpertherapie wirksam werdenden Reizen ist von einer derart spezifisch auf den Erreger selbst und seine unmittelbaren Produkte sich erstreckenden Wirkung offenbar nicht die Rede. Deren Angriffspunkt ist die Körperzelle. Sie wirken nicht unmittelbar „entgiftend". Nun ist aber das Toxin des Bakters nur e i n Realisationsfaktor des ganzen krankhaften Ablaufs. Die vielen erst durch die Toxinwirkung hervorgerufenen Zellschädigungen werden durch das Antitoxin sicher nicht restituiert. Und dies ist wohl der Punkt, an dem die Protoplasmaaktivierung eingreifen kann. Die regenerierenden Prozesse der Zelle werden durch ihre physiologischen, wahrscheinlich in der Intensität verstärkten Reize angeregt und zwar in einem Ausmaß, wie ihn der unstimulierte Körper nicht aufbringt. Ist die Immunkörpertherapie in der Lage, die „Ursache" den wesentlichen Realisationsfaktor zu beseitigen, so schafft die Protoplasmaaktivierung für den Körper die Möglichkeit schnellerer Wiederherstellung der geschädigten Funktionen. Sie greift in die Gesamtheit der Abläufe hinein, die für uns das „Wesen der Krankheit", das sich ja mit dem Erreger niemals erschöpft, bedeuten. Wahrscheinlich haben wir nun unbewußt schon lange Protoplasmaaktivierung betrieben, da jedes Serum dem Körper fremdes Eiweiß zuführt, sich auch ähnliche fermentative Spaltungsvorgänge an manche physikalische Eingriffe anschließen können (Strahlentherapie und Wärmebehandlung). Dadurch erklären sich dann wohl die Erfolge der Diphtheriebehandlung mit normalem, immunkörperfreiem Pferdeserum u. ä. Aber nach der grundsätzlichen Erkenntnis der sich bei solchen Eingriffen abspielenden Vorgänge, wird es jetzt Aufgabe, die einzelnen Abbauprodukte des injizierten Proteins zu studieren, um auf diese Weise auch zu spezifischen, chemisch definierbaren Stoffen zu kommen, denen die besondere Fähigkeit der Leistungssteigerung der lebenden Zelle eigen ist. Damit wäre eine neue Art spezifischer Therapie begründet, die mit physiologischen Reizen den denkbar größten Effekt erzielt.

In diese Gruppe physiologisch wirkender Methoden gehört noch die Organtherapie. Sie ist recht eigentlich deren Prototyp. Sie erstrebt und erreicht in manchen Fällen den vollkommenen Ersatz einer ausgefallenen oder geschädigten Organfunktion durch Zuführung der physiologisch wirksamen Substanz dieses Organs, das von einem anderen Individuum (Methode der chirurgischen freien Transplantation) oder von einem Tier (Organpräparate wie Thyreoidin u. ä.) geliefert wird. Auf diesem Gebiet wird, namentlich bei noch vervollkommneter chirurgischer Technik und vielleicht durch die Methoden der Züchtung überlebender Organe außerhalb des Tierkörpers, noch sehr viel zu erreichen sein.

Wir gingen davon aus, daß jede Therapie exogen angreift und

eine konditionelle Beeinflussung sein muß und wir haben die Wege
anzudeuten gesucht, auf denen man zu der geschädigten Zelle gelangen und ihre verminderte Tätigkeit stützen kann. Danach wird
das eingangs Gesagte nun verständlich, daß wir durch keinen therapeutischen Eingriff das besondere Sein der Zelle selber ändern können.
Die Konstitution, die den Grad und die qualitative Reaktionsfähigkeit
der Zelle bestimmt, bleibt immer die Grenze für die Therapie, über die
hinaus eine Einwirkung unmöglich ist. Der Krankheitsablauf gestaltet
sich bei jedem Menschen verschieden, die Ansprechbarkeit der Zellen
auf Reize ist verschieden und irgend ein Schematismus in der Behandlung krankhafter Abläufe richtet sich nach diesen Erkenntnissen
schon von selber. Daher gibt es so viele therapeutische Erfolge und
Mißerfolge, als es Konstitutionen gibt. Therapie bleibt im Einzelfall
nur dann rationell, d. h. zweckbewußt und zweckmäßig, wenn sie sich
auf erschöpfende Kenntnis der Person aufbaut. Die allgemeinen Gesetze des Lebensablaufs sind überall gleich, das materielle Substrat
ist konstitutionell immer ungleich. Das zunächst unübersichtliche
Bild der sich in jeder Person auf andere Art kreuzenden Determina-
tions- und Realisationsfaktoren einer Erkrankung muß möglichst weit
entwirrt werden, wenn der Arzt seiner letzten und einzigen Aufgabe,
den Kranken zu helfen, gerecht werden will.

Autorenverzeichnis.